# LES SECRETS DE L'ESPRIT

## dans la tradition du yoga

*Avadhûtikâ* Ânandamitrâ *Âcâryâ*

Quatrième édition française

ÉDITIONS ANANDA MARGA
LA VOIE DE LA FÉLICITÉ

# À notre être le plus profond

Ce livre s'inspire des enseignements de *Shrii Shrii* Ánandamúrti (P. R. Sarkar) et tente de présenter quelques-unes des idées qu'il a exprimées dans ses livres *Idea and Ideology, Ânanda Sûtram, Sublime Spiritualité, La Science sacrée des Védas (I), La Spiritualité de la Katha Oupanishad* et *L'Enseignement philosophique et spirituel de la Shwetâshwatara Oupanishad.*

Titre original : *Beyond the Superconscious Mind*
Première édition, en anglais, © 1986 par Ánanda Márga Pracáraka Saḿgha (Central) Ánandanagar P.O. Baglata, Dist. Purulia, W.B. Inde.
Traduit de l'anglais par Pránatosh et Govinda, révision et adaptation Jyotsná Devii.
Copyright Ánanda Márga Pracáraka Saḿgha France 1988, 2005 (édition revue), août 2017 (imprimée au Togo par *Ác.* Padmeshánanda *Avt.* (version revue de l'ISBN 9988-0-3174-2 publié en 2005)), quatrième édition (enfin révisée d'après la version anglaise (de 1999, réédition de 2000)), septembre 2018.
Directeur des publications d'Ánanda Márga Pracáraka Saḿgha en Europe *Ác.* Jyotiirúpánanda *Avt.*
Publié par les éditions Ananda Marga, 153 avenue Joffre, 66000 Perpignan, France, ISBN 978-2-907234-12-2, dépôt légal septembre 2018, 4ᵉ édition française.
Tous droits réservés pour tous pays.

# Sommaire

Les lettres en appel de notes renvoient aux notes biblio-graphiques en fin d'ouvrage (p. 86), les nombres renvoient à une note en bas de page.

# INTRODUCTION

On admet généralement aujourd'hui que nous n'exploitons qu'une faible partie de notre potentiel mental. « C'est vraisemblablement quatre-vingt-dix-neuf pour cent du talent humain que nous avons laissé perdre, nous dit un homme de science. Aujourd'hui encore, ceux d'entre nous qui se considèrent comme cultivés et instruits fonctionnent la plupart du temps toujours comme des machines automatiques et n'entrevoient les ressources plus profondes de leur esprit qu'une ou deux fois dans leur vie. »[a]

L'évolution a mis dix millions d'années pour nous fabriquer un cerveau incroyable aux capacités apparemment illimitées. Nous n'en utilisons pourtant qu'une infime partie. Nous sommes comme des habitants d'un grand palais qui se cantonneraient à un recoin du rez-de-chaussée.

La civilisation occidentale a mis l'accent sur la vie extérieure, sur la domination et la maîtrise de la nature. Cela a produit des réussites technologiques exceptionnelles, mais il a fallu en payer le prix. Nous avons presque totalement ignoré notre expérience intérieure et notre conscience « rétrécie » réclame maintenant à grands cris son expansion. Nous voyons aujourd'hui partout dans le monde, un intérêt fiévreux pour les disciplines spirituelles et les pouvoirs psychiques, les drogues qui élargissent la conscience et le mysticisme, l'hypnose, la méditation, les rêves et la créativité.

L'humanité a de plus en plus soif de transcendance. Les gens s'embarquent en nombre croissant dans une odyssée intérieure, cherchant à connaître toutes leurs possibilités et à développer leurs immenses pouvoirs cachés. Nous devons cependant, comme l'a souligné un biologiste contemporain, « savoir où nous allons et comment nous pouvons nous y rendre »[b].

Alors, où allons-nous et comment allons-nous y parvenir ? Si nous voulons voyager dans nos espaces intérieurs, nous avons besoin d'une carte des régions à explorer, et d'apprendre à voyager.

# QUI SOMMES-NOUS ?

## À LA DÉCOUVERTE DE L'ESPRIT

### LES PLANS PHYSIQUE ET PSYCHIQUES

Les très anciens concepts du yoga et les théories les plus modernes de la physique disent que l'existence n'est pas une réalité simple. C'est un continuum de plusieurs niveaux d'être qui s'interpénètrent, du plus dense – le plan physique – à celui de l'Esprit, en passant par les divers niveaux de la sphère psychique. Ces plans deviennent plus beaux et subtils à mesure que l'on s'élève dans le continuum[c]. Les yogis ont divisé les niveaux psychiques – qui s'interposent entre le corps et la Réalité spirituelle – en cinq plans ou enveloppes (de l'âme) *(kośas)* différents. À mesure que l'on gravit ces plans successifs, on atteint des états de conscience plus heureux et plus vastes. Les niveaux supérieurs contiennent de vastes réservoirs d'énergie et de connaissance, et exercent une influence subtile sur les plans inférieurs.

Au-delà des cinq plans du psychisme individuel, se trouve le domaine de l'Esprit, conscience infinie, l'être pur. Dans cet état de paix parfaite, au-delà de toute vibration et manifestation, tous les conflits et toutes les contradictions des strates psychiques inférieures se dissolvent... là, tout est un. Quand on atteint cet état, ne serait-ce qu'un instant, son existence est tout entière inondée d'une joie inexprimable. C'est le but du yoga et de la vie : s'élever psychiquement en passant par des niveaux de plus en plus élevés jusqu'à atteindre à la conscience de l'Esprit, cette Âme profonde, infinie et bienheureuse.

L'être humain moyen ne connaît pas les couches les plus profonds de son être ; il n'a une connaissance concrète que des deux plans les plus bas de la psyché : celui de la sensation et du désir, et celui de la pensée pure. L'agitation de surface de ces plans assez superficiels du psychisme l'empêche d'aller au-delà. Certaines personnes traversent toutefois parfois ces turbulents niveaux inférieurs, accédant un instant au subtil et omniscient psychisme surconscient. Un court instant, elles font d'étonnantes expériences de télépathie mentale, voient l'avenir ou vivent un moment d'extase, tandis que les limites de leur moi se dissolvent et qu'elles se fondent dans l'unité de toutes choses. Mais très vite, l'agitation des niveaux peu profonds reprend le dessus et leur vision de l'au-delà disparaît.

Au cours de l'histoire, seuls quelques rares personnes se sont efforcées d'atteindre et de connaître cet état surconscient, et ont connu sa gloire et sa force. Quant à ceux qui ont atteint leur être véritable, ils sont encore moins nombreux. La plupart des gens se contentent de s'agiter à la surface d'eux-mêmes, ballottés par le désir et la souffrance. Ils n'utilisent qu'une partie de leur véritable potentiel, vivant dans l'ignorance et la confusion une vie qui n'est même pas la moitié de ce qu'elle pourrait être : « Ici, et dans cet état, tu ne sais rien de toi-même. Tu es comme la cire dont est fait le rayon de la ruche. Que sait-elle du feu ? Quand elle parvient à l'état de bougie et que la lumière émane d'elle, alors elle sait. C'est de même que tu sauras que quand tu vivais, tu étais mort et que tu croyais seulement vivre » ont dit les sages.

## L'ENVELOPPE EXTÉRIEURE : LE CORPS PHYSIQUE

Notre odyssée intérieure commence avec le corps : il est le véhicule de notre voyage. Un système glandulaire formé de glandes endocrines, qui sécrètent des hormones dans la circulation sanguine, dirige la complexe symphonie corporelle. Les hormones ont un profond effet sur toutes les fonctions du corps – sa croissance, son métabolisme, la digestion, son niveau d'énergie, sa température et la sexualité –, ainsi que sur notre état d'esprit. Une sécrétion excessive ou insuffisante des différentes glandes peut engendrer des troubles mentaux et des émotions négatives comme l'anxiété, la haine, la colère et la peur qui détruisent la santé et la paix de l'esprit.

La glande la plus mystérieuse du corps humain est l'épiphyse [autrefois appelée glande pinéale], située au milieu du cerveau. Les anciens philosophes reconnaissaient l'importance immense de cette petite glande de forme conique. Ils la qualifiaient de « siège de l'âme »[1] et de « maître de la pensée ».

Dans le lointain passé de l'évolution, des créatures primitives ressemblant à des lézards avaient un troisième œil au sommet de la tête. Celui-ci, très sensible à la lumière, régulait le rythme de leurs cycles corporels. Au cours de millions d'années d'évolution, cet « œil » est progressivement descendu dans le cerveau. L'épiphyse est le vestige en l'être humain de ce « troisième œil » primitif.

Cette épiphyse est la contrepartie physique du « troisième œil de l'intuition » décrit par les yogis. Celui-ci permet, lorsqu'il est pleinement développé ou « ouvert » par la pratique du yoga, d'accéder à un état bienheureux de conscience supérieure et de voir dans le passé, le présent et l'avenir.

La science est récemment allée dans le sens de cette idée très ancienne. Les savants ont appris que l'épiphyse sécrétait certaines hormones associées à l'état de la conscience qui agissent sur les glandes qui lui sont inférieures et sur de nombreux organes. Quand la production d'une de ces hormones, la sérotonine, s'interrompt, on se détend de plus en plus, pour finir par atteindre à un état supérieur de conscience transcendantale.

Les yogis savent ainsi depuis des siècles qu'un bon équilibre des sécrétions hormonales corporelles est nécessaire à la maîtrise et à la transcendance psychiques. Ils ont développé un ensemble d'exercices physiques étudiés tout particulièrement pour agir sur les glandes endocrines, comme nous allons le voir plus loin.

---

[1] Ainsi disait le philosophe français René Descartes (début XVIIᵉ siècle). (ndt)

Pour eux le corps est l'« *annamaya kośa* », c'est-à-dire « l'enveloppe faite de nourriture ». Ce véhicule physique est l'instrument de notre pensée qui nous sert à agir dans le monde extérieur. Le développement spirituel passe ainsi par la prise de conscience fondamentale : « Je ne suis pas ce corps ».

Le philosophe grec Épictète, esclave plus tard affranchi, fut un jour battu si cruellement par son maître que sa jambe se brisa. Quand on lui demandait comment il était devenu boiteux, Épictète répondait : « Je ne suis pas boiteux, c'est ma jambe qui l'est ». Il était complètement détaché de son corps. Il savait que son moi véritable était bien au-delà.

Si le corps physique est un instrument/une machine, qui en est l'utilisateur/le conducteur ? C'est le premier des cinq plans de la psyché : le psychisme sensoriel et désirant.

## LE PREMIER NIVEAU DE LA PSYCHÉ : LA CONSCIENCE DÉSIRANTE SENSORI-MOTRICE[1]

### LE PLAN DU DÉSIR [ET DE L'INSTINCT]

On demanda une fois à un sage de faire une démonstration des miracles de la pensée. Le sage montra un boutiquier du marché qui vendait du miel. Celui-ci trempa ses doigts dans le pot de miel et les essuya sur le mur de son échoppe. Des dizaines de mouches se mirent à bourdonner autour du miel. Un lézard apparut et se mit à gober les mouches, une par une. Puis un chat, rampant jusqu'au mur, bondit sur le lézard et le dévora. À ce moment-là un chien vit le chat, le poursuivit tout autour de l'échoppe et, dans une lutte sauvage, le tua. C'était le chat du boutiquier qui se mit en colère et dit à son domestique de tuer le chien. Le chien, malheureusement, appartenait à un

---

[1] *Káma-maya kośa* en sanskrit. *Káma* signifie littéralement « désir » [et « objet du désir », *maya* signifie « fait de ». On appelle aussi parfois ce plan : psychisme « grossier »].

client de la boutique qui, furieux de voir le domestique essayer de tuer son chien, se mit à frapper violemment le boutiquier.

Le sage demanda : « Cela répond-il à votre question ? Voilà le miracle de la pensée : créer toutes sortes de désirs. L'on voit où cela mène, et elle fait cela à chaque instant partout dans le monde ! »

C'est le désir qui caractérise la conscience désirante sensori-motrice. Celle-ci a trois fonctions : la perception sensorielle, le désir ou l'aversion, et l'action. Autrement dit :

1. Percevoir les stimuli du monde extérieur par les cinq sens (voir, entendre, sentir, goûter et toucher).

2. Avoir du désir ou de l'aversion pour ces stimuli, et

3. Agir pour matérialiser ce désir ou cette aversion grâce à sa motricité (par les mains, les pieds, les cordes vocales, les organes sexuels et excréteurs).

Prenons un exemple : par une chaude journée, une enfant voit un vendeur de glaces et entend la cloche tentatrice du vendeur. Un grand désir de sentir la fraîche douceur d'une glace sur sa langue emplit l'esprit de l'enfant. Elle court vers son père, lui demande plaintivement de lui donner quelques pièces, court vers le vendeur, lui donne l'argent, saisit le cornet et le mange.

Un autre exemple : vous êtes assis sous un arbre près d'un ruisseau. Vous sentez soudain un objet poilu tomber sur votre nuque. Une vague de peur et d'écœurement emplit votre esprit tandis que vous vous rappelez que cet endroit est connu pour ses araignées venimeuses. Vous sautez sur vos pieds, bondissez çà et là, enlevant frénétiquement l'objet de votre nuque et criant de façon incohérente.

Réfléchissez aux actions que vous avez effectuées durant l'heure passée… le jour passé… l'année passée… ou même toute votre vie. Combien d'entre elles suivaient précisément ce schéma : perception de stimuli du monde extérieur, désir ou aversion en réaction à ces stimuli et actions pour concrétiser ce désir ou cette aversion ?

N'accomplissons-nous pas la plupart de nos actes poussés par les désirs de notre psychisme sensoriel ? Les sages disent que les dix organes, sensoriels et moteurs, sont comme dix chevaux sauvages attelés au char de l'esprit. Tiré de-ci de-là par ces coursiers incontrôlés à la recherche de plaisirs, le char bourlingue d'un endroit à l'autre, chahuté et cahoté, sans jamais s'arrêter.

Le travail ou l'école finis, nous allons nous restaurer, si possible manger de bonnes choses. Nous faisons des courses et choisissons quelque chose qui plaise à nos yeux. Le soir nous aimons regarder et écouter un spectacle ou du cinéma pour réjouir nos yeux et nos oreilles. La capacité de nos organes à éprouver du plaisir est cependant limitée et leurs objets de plaisir sont également limités. C'est pourquoi nous courons d'un objet à un autre : « J'ai le ventre plein, allons faire des courses ! Je suis fatigué de faire des courses, regardons un spectacle ! » Sur ce plan sensoriel de désir et d'aversion instinctifs, les êtres humains sont très semblables aux animaux. Quatre instincts de base motivent en effet toutes les créatures inférieures : la faim, le sommeil, la peur et le désir sexuel, autrement dit les instincts de préservation et de reproduction[1].

Durant des siècles, de nombreuses traditions religieuses ont affirmé que pour devenir « saint » nous devons réprimer ces instincts physiques, les mépriser et les refouler. Ces instincts sont cependant naturels, et plutôt que de les désavouer, nous ferions mieux de les diriger et de les canaliser.

---

[1] Dans la psychologie occidentale, l'école comportementaliste *(Behaviourist Movement)* se concentre surtout sur la manifestation des pulsions naturelles de la psyché sensorielle, en s'attachant au comportement extérieur. Les comportementalistes insistent sur le fait qu'on doit pouvoir répéter exactement les observations. Ils prêtent de ce fait peu attention aux états de conscience supérieurs difficiles à décrire et à analyser. Bien que beaucoup critiquent la nature mécaniste du comportementalisme, sa compréhension des principes qui déterminent le psychisme sensoriel s'avère très utile dans la théorie de l'apprentissage.

L'existence humaine est beaucoup plus que les pulsions instinctives de la conscience désirante, mettant en action le corps physique pour jouir du monde extérieur par ses sens. Les idéologies matérialistes d'aujourd'hui, fondées sur la satisfaction et le plaisir physiques, ne s'attachent principalement qu'à l'aspect économique de la vie. Ces idéologies rabaissent peu à peu l'être humain à son niveau le plus grossier, car elles confinent la vie humaine au seul niveau sensoriel, le niveau d'existence le plus bas et le plus matériel. Elles méprisent les hauteurs plus subtiles et plus vastes que l'on peut atteindre par l'élévation mentale. Le monde a besoin d'une théorie socioéconomique qui reconnaisse aussi les niveaux plus subtils de l'existence humaine et cherche à les nourrir en plus de nourrir le corps physique.

## LE DEUXIÈME NIVEAU : LE PLAN PUREMENT MENTAL[1]

### LA RÉFLEXION ET LA MÉMOIRE

Une jeune laitière se rendait au marché un pot à lait rempli sur la tête. Les pensées couraient dans son esprit : « En vendant ce lait, je ferai un bon profit avec quoi j'achèterai quelques poules... je pourrai avoir une grande ferme à volailles… Je deviendrai bientôt très riche. J'achèterai une grande maison, j'aurai le plus beau mari du pays et beaucoup d'enfants. » Réjouie par ses pensées, elle en sauta de joie ! le pot à lait tomba et se cassa.[2]

Alors qu'elle était profondément plongée dans ses pensées, elle ne recevait plus les sensations du monde extérieur. Son corps a agi en fonction des images créées sur son plan purement mental.

Ce plan purement mental est plus étendu que le niveau sensoriel/désirant et a deux fonctions : la réflexion et la mémoire. La pen-

---

[1] *Manomaya kośa* : littéralement, « l'enveloppe [faite de pensée] » [aussi appelé psychisme subtil].

[2] Inspiré de la fable de Jean de La Fontaine (XVIIᵉ siècle) « La laitière [Perrette] et le pot au lait ». (ndt)

sée se situe généralement surtout à ce niveau de l'esprit, qui est celui du raisonnement intellectuel et analytique, de la pensée scientifique et de la résolution de problèmes en général. C'est ce plan qui, chez les gens en général, gère les problèmes de la vie quotidienne et de la vie en société : il traite les informations et évalue la situation. Il accueille également la pensée philosophique profonde : les controverses philosophiques du monde – y compris religieuses – proviennent des différences qui se situent sur ce plan, intellectuel, de leurs divers auteurs.

Il s'agit aussi du plan de la mémoire. Le yoga distingue deux sortes de mémoires : la mémoire cérébrale et la mémoire extra-cérébrale ; l'une associée au cerveau et l'autre qui existe en dehors de celui-ci.

### LA MÉMOIRE CÉRÉBRALE

Un homme conduisait son véhicule pour aller à l'université locale, un matin, l'esprit absent comme à son habitude. Il était à peine conscient de la route tellement il était absorbé par ses problèmes administratifs. À l'université, il participa à une expérience scientifique : on le plongea dans un état hypnotique et on lui posa de nombreuses questions dont : « Combien de poteaux télégraphiques avez-vous croisé sur votre trajet jusqu'à l'université ce matin ? ». Sans la moindre hésitation, il répondit : « Deux cent cinquante-sept ». Quand on compta les poteaux, on trouva exactement deux cent cinquante-sept poteaux sur son trajet !

Le plan de la pensée profonde accumule beaucoup plus d'informations que ce que nous pensons. Elles sont simplement subconscientes, cachées par l'agitation du plan matériel, sensoriel, de notre conscience. Quand celui-ci se calme ou est en suspens, sous hypnose par exemple, nous pouvons nous rappeler des expériences dont nous n'avons pas été véritablement conscient quand elles se sont produites.

Après des années de recherche scientifique pour trouver la base physiologique de la mémoire, la substance chimique de la mémoire ou sa localisation dans le cerveau, les savants ont découvert que des traumatismes, des tumeurs, des blessures ou la vieillesse pouvaient détruire de grandes parties du cerveau, sans qu'il y ait la moindre perte de mémoire. Ils ont alors formé l'hypothèse que l'étude et la mémoire créeraient au niveau du cerveau une configuration particulière du champ électromagnétique, un « engramme » qui conserverait l'impression vibratoire d'évènements passés. C'est en accord avec l'explication yoguique. Selon celle-ci, l'impression vibratoire reçue par les sens agite le système nerveux et la conscience sensorielle. Cette agitation laisse une impression au niveau psychique, impression fugace ou durable selon l'intensité de la vibration. La mémoire est la re-manifestation de cette vibration dans le cerveau, faisant revivre l'expérience passée à la personne.

On a développé, en Bulgarie, une méthode révolutionnaire d'enseignement : la « suggestopédie ». Les étudiants se détendent sur des chaises longues puis, dirigés par un professeur, entrent dans un état méditatif où ils écoutent une apaisante musique classique. Sur ce fond musical, le professeur récite le vocabulaire, la grammaire et des phrases de conversation d'une langue étrangère. On a expressément recommandé aux étudiants d'écouter la musique et non la leçon. Dans cet état serein, ils semblent absorber les informations comme une éponge : les étudiants apprennent le programme d'un an en un mois seulement ! Ils sont tellement détendus par la musique et la méditation, que leur conscience vigile/sensorielle est entièrement apaisée. Leur plan mental absorbe et retient alors facilement et directement l'information. Il semble qu'en l'absence de toute perturbation engendrée par la conscience sensori-désirante, la capacité du plan purement mental à recevoir, mémoriser et se rappeler l'information soit virtuellement illimitée.

On utilise maintenant cette méthode d'enseignement[1] dans de nombreuses institutions scolaires ou universitaires pour d'autres matières en plus des langues, avec d'excellents résultats. De nombreuses techniques d'apprentissage progressistes telle celle-là, utilisant la méditation et la relaxation, permettront à l'humanité future d'exploiter toutes les capacités de son plan mental.

### LA MÉMOIRE EXTRA-CÉRÉBRALE

À l'époque de la vieille frontière [de l'ouest des États-Unis], un groupe de soldats américains s'échappa d'un fort militaire quand celui-ci tomba aux mains des Indiens. Ils s'enfuirent, descendant l'Ohio sur un radeau construit à la hâte. Ils n'avaient rien à manger et, au bout de quelques jours, la faim les avait tenaillés. Un puissant instinct de survie collectif les avait unis, leur permettant de tous s'en sortir. …Soixante-dix ans plus tard, un homme entrant chez un coiffeur du Midwest vit un petit garçon assis mangeant des biscuits. Celui-ci le regarda d'un air affectueux et lui tendit le paquet de biscuits en disant : « Tiens, prends-le, tu dois avoir encore très faim ! » Le père du garçon le gronda en disant : « N'embête pas les gens que tu ne connais pas ! » L'enfant regarda l'homme et lui dit : « Je te connais, tu étais aussi sur le radeau. Nous avions vraiment faim alors, n'est-ce pas ? »[d]

On rapporte de plus en plus fréquemment des cas semblables depuis que des scientifiques, de plus en plus intéressés par la réincarnation, découvrent dans le monde entier des cas incontestables de réminiscence de vies passées. On parle ici de mémoire « extracérébrale » parce qu'on se souvient d'une existence au-delà de ce cerveau, de ce corps physique. Il arrive souvent que les petits enfants conservent ce genre de mémoire, comme ce jeune garçon libanais qui se rappelait la maison de sa vie antérieure, ses deux femmes et même sa lampe à huile... ou le petit indien de l'Alaska qui disait avec insistance qu'il

---

[1] Appelée aussi parfois [en anglais] « *superlearning* ».

était la réincarnation de son propre grand-père. Le grand-père, mort six ans auparavant, avait dit à son fils qu'il reviendrait sous la forme de son propre petit-fils, et avait caché sa montre en or dans une boîte dans la maison. Quand l'enfant put parler, il appela son oncle « fils » et sa grand-tante « sœur ». Il alla droit à la cachette où son grand-père avait mis la montre, la retira et dit : « C'est à moi. »[e]

Après l'âge de cinq ans, l'enfant oublie généralement et perd cette mémoire extracérébrale. Si celle-ci subsiste longtemps après cet âge [après l'âge de douze ans], l'enfant vit dans deux mondes à la fois, celui de sa vie antérieure et celui du présent. Dans de tels cas, l'enfant n'arrive souvent plus à s'adapter à son corps et à son environnement présents. Il tombe malade et meurt, pour prendre une autre forme physique plus propice à son futur développement.

### LES RÊVES, ETC.

Un passage des Oupanishads décrit ainsi notre monde purement mental : « En s'endormant, on prend avec soi les matériaux de ce monde qui contient tout. Dans les rêves, on le démolit et on le reconstruit. Là, il n'y a ni chars, ni ponts, ni routes. Mais on projette en soi des chars, des ponts, des routes. Là, il n'y a ni joies, ni plaisirs, ni délices. Pourtant on projette en soi des joies, des plaisirs, des délices. Là, il n'y a ni sources, ni étangs de lotus, ni ruisseaux. On projette néanmoins en soi des sources, des étangs de lotus et des ruisseaux, car l'on est un créateur. »

Les rêves, rapide succession d'images, sont des vitrines du plan purement mental. Toute la journée, des nombreuses impressions sensorielles agitent le psychisme. Elles sont, comme nous l'avons vu, enregistrées sur le plan mental. C'est ainsi que nous avons toutes les nuits un énorme arriéré d'expériences partiellement traitées. Pendant le sommeil, quand ces impressions enregistrées non triées sont ravivées dans les cellules cérébrales, les images disjointes de la vie quotidienne apparaissent sur le plan purement mental sous la forme de rêves. Les rêves nous permettent de traiter nos expériences quotidiennes ou de satisfaire les désirs profonds que nous n'assouvissons pas dans notre vie extérieure[1].

Ce processus consomme d'énormes quantités d'énergie. Le rêve est en fait une sorte de « frénésie interne » : les yeux fermés se meuvent rapidement dans leurs orbites, le pouls et la respiration deviennent irréguliers, la tension monte, la consommation d'oxygène augmente, la quantité d'hormones s'accroît brutalement dans le sang et la température du cerveau monte d'une façon alarmante. Cette agitation corporelle peut avoir lieu cinq ou six fois par nuit ! Pas étonnant que nous puissions nous réveiller aussi fatigués que quand nous nous étions couchés !

Le rêve peut être encore plus agité chez une personne aux nerfs tendus ou faibles, au cerveau surmené par l'anxiété ou une intense concentration mentale, ou dont sa digestion se fait mal (trop manger ou le soir manger trop tard produit des gaz qui peuvent agiter l'esprit au cours du sommeil).

La plupart des gens doivent rêver pour libérer les ondes d'excitation nerveuse qui s'accumulent dans leur corps chaque jour. Si on les empêche de rêver pendant plusieurs nuits, cela peut leur occasionner de graves troubles mentaux. Seuls ceux qui pratiquent la méditation profonde n'ont pas besoin de rêver, car pour eux, la méditation a le même rôle de catharsis psychique que le rêve pour le rêveur[f]. S'ils gardent leurs pensées pures et ont une nourriture saine

---

[1] Freud fut l'un des premiers psychologues occidentaux à mettre l'accent sur l'analyse des rêves, vus comme des communications des niveaux profonds de l'esprit. Ce n'est qu'au cours des rêves, disait-il, que le surmoi, le « censeur du moi » se relâche et permet que s'expriment les pulsions sexuelles et agressives refoulées qui dominent notre vie. Selon Freud, l'imagerie des rêves peut nous aider, si interprétée correctement par la psychanalyse, à comprendre la nature véritable de notre esprit.

Les désirs agressifs et sexuels ne sont cependant que des instincts du psychisme sensoriel. Comme de nombreux psychologues, Freud s'est borné à l'étude des niveaux inférieurs de l'esprit.

et équilibrée, leur sommeil sera profond, détendu et sans rêve tout au long de la nuit. Ils se réveilleront complètement reposés, même après quelques heures de sommeil. Les gens passent en général environ un tiers de leur vie à dormir et un cinquième à rêver ; le yogi ne passe qu'un cinquième de sa vie (ou moins) à dormir, et peu ou pas de temps à rêver.

### LES FANTÔMES, UNE PROJECTION MENTALE

Un veuf, qui avait été dominé par une épouse autoritaire, se remaria mais, tourmenté par le souvenir de sa défunte femme, il souffrait de constants sentiments de culpabilité. Un jour où sa nouvelle femme et lui étaient allés pique-niquer à un endroit où il allait souvent avec l'ancienne, il s'écria, effrayé, que le fantôme de son ancienne femme était revenu le hanter. Une photographie prise pendant la sortie montra le visage de la défunte planant entre les nouveaux mariés !

Les fantômes nous ont hantés tout au long des époques. Ce ne sont cependant généralement que les hallucinations d'un esprit agité, tourmenté par la peur. En temps normal, les images de notre plan mental restent en nous. Toutefois, si par exemple l'on est seul dans le noir ou si l'on est troublé d'avoir entendu qu'il y avait souvent des fantômes à cet endroit-là, il se peut que sous l'effet de notre concentration mentale produite par notre peur, nous imaginions un fantôme, ou l'image d'une personne aimée ou crainte, jusqu'à projeter cette image de notre plan mental à l'extérieur de nous[1].

---

[1] Ce que l'on pense parfois être des fantômes ou des apparitions sont des « êtres lumineux », des êtres désincarnés dissociés de leur corps [solide et aqueux] par la mort. On ne voit [généralement] pas ces êtres lumineux sous forme humaine, mais comme des lumières dansantes. On ne les voit jamais en plein jour, mais seulement parfois dans l'obscurité de la nuit. Comme ils n'ont ni corps physique, ni sens et organes moteurs, ils ne peuvent ni parler aux humains ni les « hanter », comme les fantômes hallucinatoires. (D'après *« Are Ghosts Hallucinations? »* de Shrii Shrii Ánandamúrti, 1982)

Les scientifiques ont effectivement fréquemment photographié les projections ectoplasmiques (autrement dit mentales) de médiums tel Ted Serios. Celui-ci peut créer par la pensée des images sur un film photographique, comme l'homme « hanté » dont nous avons parlé, mais de façon volontaire. C'est ce que les savants appellent en anglais la *thoughtography* [(*thought* = pensée ; la « pensographie »)].

Dans les sociétés primitives, les sorciers avisés conjurent généralement les fantômes en réveillant le niveau psychique sensoriel de la personne en train d'halluciner. Ils font cela par exemple en frappant la personne pour soi-disant chasser les mauvais esprits, tout en marmonnant des phrases « magiques » pour impressionner les spectateurs. Ou bien, comme les shamans éthiopiens, jettent de l'eau « sacrée » sur la figure des personnes « possédées » pendant si longtemps qu'elles en suffoquent presque. En secouant ainsi le corps et le système nerveux, le niveau sensoriel du psychisme redevient fonctionnel et le « fantôme » s'évanouit dans les airs.

### L'HYPNOSE

Un magicien de rue indien est entouré d'une foule stupéfaite, qui n'en croit pas ses yeux de voir une corde enroulée se tortiller et s'élever lentement en l'air. Pourtant, ceux qui ont l'esprit assez fort pour résister à l'influence hypnotique du magicien ne voient, comme ceux qui sont au-delà du périmètre de sa puissance mentale, qu'une vieille corde enroulée sur le sol et le magicien debout devant, les yeux fermés, se concentrant profondément.

Ce dernier en réalité imagine la corde s'élevant en l'air. Il construit l'image sur son plan mental et projette, avec toute sa puissance mentale, cette image dans l'esprit des spectateurs.

L'hypnose est ainsi un autre des phénomènes du plan purement mental. C'est le plan psychique purement mental puissant d'une personne qui influence le plan psychique sensoriel d'une autre, qui alors perçoit tout ce qu'imagine le plan mental de l'hypnotiseur, ou fait ce que celui-ci veut.

On utilise de plus en plus l'hypnose en psychothérapie, en médecine et en chirurgie dentaire comme une forme d'anesthésie sans drogue. Elle a de nombreux avantages immédiats mais est nuisible à la longue. La suggestion hypnotique ne peut agir que sur un esprit passif, plus faible. Sous hypnose, on n'apprend pas à diriger de sa propre volonté les centres de son cerveau et sa personnalité : on laisse son esprit se faire dominer par la force mentale plus puissante d'un autre. Chaque fois qu'une personne est hypnotisée, elle [renonce à sa volonté propre et se laisse dominer par autrui] ; à la longue, au lieu d'atteindre à la maîtrise de soi, elle finit par perdre toute force de volonté et toute détermination.

Notre but n'est pas de nous laisser transformer par la volonté d'un autre, de subir la domination mentale d'un autre, mais de devenir les maîtres de nous-même. Ce n'est que de cette manière que nous parviendrons à nous libérer de tous les liens extérieurs.

## LE PLAN SUPRAMENTAL[1]
### (premier plan surconscient[2])

### LE PLAN DE L'INTUITION

*Mystérieuse, sans commencement ni fin,*
*Existant avant les cieux et la terre,*
*Elle se tient seule, immobile, infinie, immuable,*
*omniprésente, inépuisable mère de tout.*
*On aura beau s'efforcer de l'atteindre, on ne pourra ni la*
*voir, ni l'entendre, ni la toucher.*
*Elle, la Sans-forme, existence dans la non-existence, est le*
*plus grand des mystères.*[8]

---

[1] *Atimánasa kośa* ; littéralement « enveloppe supramentale ».
[2] « Surconscient » traduit ici le terme sanscrit *kárana* (causal). (ndt)

De la sagesse ancienne à la physique moderne, nos sages parlent d'une Pensée universelle, réservoir infini de toute connaissance où le passé, le présent et l'avenir fusionnent, un plan supérieur de réalité, au-delà de l'espace et du temps. Ceux qui peuvent transcender les niveaux inférieurs, sensoriel et intellectuel, de leur psychisme, atteignent immédiatement ce psychisme universel surconscient car au niveau surconscient, la conscience individuelle est une avec la conscience universelle. Ils deviennent eux-aussi omniscients et peuvent « voir » le passé, le présent et l'avenir, et les mystères de la vie.

Le plan supramental est le premier niveau de cette psyché surconsciente, domaine de l'intuition et de la vision créatrice, au-delà de la logique et de la rationalité du niveau purement mental. Seuls quelques aventuriers ont pénétré ce domaine psychique subtil et ont été subjugués par un aperçu, même bref, de sa gloire : des artistes et des hommes de science inspirés, des saints et des mystiques exaltés.

L'impressionnante beauté de la nature a élevé de nombreux poètes et artistes hors de l'anxiété et de l'agitation habituelles des niveaux psychiques inférieurs, vers cet état surconscient. Vous-même avez peut-être fait l'expérience dans la paix de la nature de ce sentiment bienheureux où l'on se retrouve au-delà de soi. Là, les limites du moi inférieur se dissolvent, et la psyché s'unifie à un état supérieur de transcendance[1].

---

[1] Le psychologue américain Abraham Maslow – fondateur de l'approche humaniste et de la psychologie transpersonnelle – a tenté d'inclure ce niveau mental dans l'étude de la psychologie. Maslow pensait que le rôle de la psychologie n'était pas d'étudier les gens ordinaires soumis à leur ego, mais les personnes ayant vécu un moment de transcendance *(peak experience)*, et connu le bonheur parfait des états supérieurs de la psyché. Il considérait ces personnes (moins de 2 % de la population selon lui) qu'il disait accomplies *(self actualised)*, comme l'avant-garde de l'évolution humaine. « Ces personnes sont généralement créatives, courageuses, humbles, relativement sans désir et libres de toute anxiété, affirmait-il. Pleines de discernement et capables de se concentrer profondément, elles savent s'oublier complètement et vivent avec la spontanéité et la simplicité des enfants. » Maslow découvrit que la plupart de ces personnes extraordinaires se consacraient à une

### LES VISIONS CRÉATRICES

On a de tous temps vu l'acte de créer comme un « éclair de vision intérieure » jaillissant d'une dimension supérieure de l'esprit (une dimension qui dépasse la logique et l'analyse rationnelle du plan mental), celle du plan supramental. Le compositeur d'opéras allemand Richard Wagner « entendait » spontanément sa musique. Charles Darwin quant à lui, après avoir rassemblé des données scientifiques pendant des années, eut la révélation soudaine de sa théorie de l'évolution au cours d'une promenade en voiture. Michel-Ange ne pouvait créer que dans ce qu'il appelait un « ravissement de l'âme », quand « l'esprit de Dieu » l'élevait à un état extatique. Quant à Albert Einstein, il a révélé qu'il n'avait pas découvert sa théorie de la relativité par la logique et le raisonnement conscients, mais « au moyen de l'intuition ».

### LES RÊVES INTUITIFS

Il arrive qu'un flot vibratoire surgisse du niveau supramental et pénètre le plan purement mental pendant le sommeil. Il en résulte une sorte particulière de rêves : le « rêve intuitif ». Comme les autres visions intuitives, les rêves intuitifs sont plus susceptibles de se produire après qu'on se soit concentré intensément sur un problème ou un sujet en particulier. La psyché est alors chargée de la force psychique nécessaire pour pénétrer le surconscient. C'est ainsi après s'être intensément concentré sur la relation mystérieuse entre les propriétés chimiques des substances et leur structure atomique, que le grand chimiste russe Mendeleïev s'endormit. Il vit alors dans un rêve la table périodique des éléments étalée devant lui et la copia rapidement à son réveil.

---

tâche ou une mission idéaliste pour laquelle elles se sentaient « choisies » et qui les faisait « sortir d'eux-mêmes », comme le docteur missionnaire Albert Schweitzer ou les saints de nombreuses religions.

Il y a donc deux sortes de rêves : les rêves ordinaires (mosaïque disjointe des impressions purement mentales du jour précédent) et les rêves intuitifs qui, comme les songes, les rêves prophétiques de Joseph dans l'Ancien Testament, proviennent des niveaux surconscients[1].

Dans un petit village de l'Inde, un fermier se désespérait parce que son fils chéri se mourait d'une maladie qu'aucun docteur n'arrivait à diagnostiquer et encore moins à guérir. Sa pensée intensément concentrée sur l'état de son fils, il s'endormit. Pendant son sommeil, son esprit concentré telle une flèche pénétra le niveau surconscient universel, ce réservoir de sagesse où se trouvait la connaissance du médicament susceptible de guérir son fils. Quand cette connaissance pénétra son rêve, elle s'associa à une image qui se trouvait sur son plan mental : l'image de la déesse Kali qu'il adorait tous les jours au temple. Dans son rêve, il vit la déesse Kali flotter majestueusement vers lui, les mains tendues, lui offrant le médicament salvateur. Il se réveilla en sursaut, courut l'acheter chez l'herboriste, et son fils guérit. Il fit alors don de toutes ses récoltes au temple de Kali parce que, dit-il à tous les villageois, la déesse toute miséricordieuse lui était apparue en rêve pour guérir son fils. En réalité, ce n'était pas Kali, c'était son propre esprit surconscient.

---

[1] Le psychologue Carl Jung chercha également à explorer la couche supramentale de l'esprit, en particulier grâce aux rêves. D'abord un des plus proches disciples de Freud, il rompit plus tard avec lui à cause de ce qu'il ressentait être l'obsession de Freud pour le sexe. Jung distinguait les rêves ordinaires des rêves importants qui apportent des messages significatifs des couches profondes de l'esprit. Ces messages se présentent revêtus de symboles forts ou « archétypes », dans la mesure où les niveaux psychiques les plus subtils dépassent la pensée logique et ne peuvent transmettre d'idées directement. Pour Jung, le but de la vie humaine est d'atteindre ces niveaux supérieurs de l'esprit qu'il appelle le soi *(Selbst)*, et de les intégrer à la conscience de tous les jours.

## PRÉMONITIONS ET PHÉNOMÈNES « PARANORMAUX »

Une mère eut une vision soudaine et terrifiante de la mort de son fils. Deux heures plus tard elle reçoit un coup de téléphone lui disant qu'il avait trouvé la mort dans un accident.

Lors d'une expérience de télépathie en Tchécoslovaquie, l'« expéditeur » imagina être enterré vivant et le « receveur » eut une crise d'asthme ! On peut envoyer sans difficulté des messages télépathiques à des milliers de kilomètres, même à travers des capsules de plomb et de fer qui arrêtent toutes les ondes et les radiations électromagnétiques. Rien ne peut arrêter ces perceptions, parce que ce ne sont pas des ondes grossières, matérielles, comme l'électricité, mais des harmonisations psychiques à des niveaux de conscience supérieurs, au-delà des limitations de l'espace et du temps.

Une personne ordinaire peut faire spontanément l'expérience de phénomènes psychiques telle la perception extrasensorielle, la télépathie ou la clairvoyance jusqu'à huit ou dix fois dans sa vie. Cela peut se produire quand les niveaux inférieurs du psychisme sont suffisamment apaisés, dans un moment de tranquillité profonde ou de concentration intense qui permet aux perceptions subtiles du domaine surconscient de pénétrer la conscience. Ces phénomènes ne sont donc pas surnaturels, ils sont tout à fait naturels mais rares.

Seuls ceux qui ont la maîtrise de leur psychismes sensoriel et mental, et les harmonisent régulièrement avec les plans de conscience supérieurs par la méditation, peuvent faire régulièrement ce genre d'expériences, comparables aux prophéties des anciens prophètes hébreux ou aux visions des saints chrétiens. Par la méditation et les disciplines yoguiques, les chercheurs soviétiques ont pu former des gens à développer une certaine perception extra-sensorielle en trois mois ![h] Les scientifiques imaginent déjà les usages profitables de nos capacités psychiques latentes : dans les communications, pour surmonter les barrières linguistiques et les défauts d'élocution, de l'ouïe et de la vue, dans la psychothérapie, la médecine, l'éducation et la rééducation, et même dans l'exploration spatiale et la communication avec d'éventuels extraterrestres !

## LA VISION TROUBLÉE DES MÉDIUMS ET DEVINS

Parmi ceux ayant des pouvoirs psychiques, nombreux sont ceux qui en font fréquemment mauvais usage pour, sciemment ou non, dominer ou embrouiller autrui. Les charlatans qui essaient de tromper le public en simulant des transes dans lesquelles ils se disent possédés par des dieux ou des démons, et doués divinement de pouvoirs surnaturels, sont sans aucun doute des imposteurs. Quant à ceux qui invoquent sincèrement les dieux ou les esprits avec une humble dévotion, ils peuvent induire les autres en erreur par leurs fausses prophéties.

Car les gens ordinaires peuvent arriver à visualiser le passé, l'avenir ou des évènements lointains par des pratiques comme la fixation d'un cristal : la concentration intense sur un objet brillant, comme une boule de cristal, calme le fonctionnement du niveau sensoriel et mental de l'esprit. Elle élargit temporairement la conscience, qui atteint un état surconscient. Toutefois, les prédictions de ceux fixant un cristal, de médiums en état d'hypnose ou de diseurs de bonne aventure – depuis les oracles jusqu'aux planches oui-ja – ne sont quasi jamais entièrement justes, car le fatras d'images du plan mental peut fausser même une inspiration clairvoyante du plan surconscient. Il en est ainsi du rêve du fermier indien, des marmonnements incohérents de certains médiums ou des prophéties confuses des oracles de Delphes. Il est donc peu sage d'avoir une foi aveugle dans les médiums et les devins, qui ne disent pas toujours la vérité.

## LA RECHERCHE DE L'ILLUMINATION INSTANTANÉE

À cette époque de café instantané, d'appareils permettant de gagner du temps et de restauration rapide, certains sont impatients. Ils veulent des résultats rapides : l'illumination instantanée. Ils se tournent donc vers les drogues psychédéliques (qui élargissent l'esprit) pour précipiter chimiquement un déplacement instantané vers une conscience supérieure. Mais de plus en plus de gens comprennent que les drogues ne permettent pas de s'accomplir. Elles ne procurent qu'un pâle reflet, une lueur chimérique de cet état de conscience bienheureuse et pleinement épanouie. De nombreuses têtes de file du mouvement psychédélique occidental ont témoigné des limites des drogues en expliquant : « Les drogues nous ont ouvert la porte du temple de l'esprit et nous avons vu qu'il contenait de nombreuses chambres, mais nous avons constaté qu'elles ne nous donnaient qu'un aperçu de l'intérieur, elles ne nous permettaient pas d'entrer et d'explorer. Pour cela, il faut méditer, il n'y a pas de raccourci. »[i] Richard Alpert (Râm Dâs[1]), l'un des pionniers de l'utilisation du LSD qui s'est tourné ensuite vers le yoga, décrit sa carrière psychédélique ainsi : « C'était une expérience extrêmement frustrante, comme d'entrer au royaume des cieux, voir ce qu'il était et éprouver de nouveaux états de conscience, pour en être à nouveau chassé. »[j]

De nombreuses études expérimentales ont montré que la méditation remplace avantageusement l'état d'euphorie procuré par les drogues. En effet, certaines de ces études montrent que quatre-vingt-cinq pour cent des utilisateurs de drogues (mêmes toxicomanes) qui se mettent à la méditation renoncent complètement aux drogues (psychédéliques, amphétamines, opiacés ou alcool). Un scientifique a fait remarquer : « On voit de nombreuses personnes ayant utilisé des drogues pendant longtemps les abandonner pour la méditation. À l'inverse, on ne voit aucun de ceux qui méditent depuis longtemps abandonner la méditation pour le LSD. Cette observation confirme que les états obtenus par la méditation sont supérieurs à ceux que procurent les drogues. »[k]

En fait, les soudaines incursions dans une conscience supérieure que déclenche la drogue peuvent même parfois se révéler dangereuses. Quand on pénètre brusquement dans le puissant monde surcons-

---

[1] Ne pas confondre avec le poète bengali Kâshii-Râm Dâs du tout début du 17e siècle, bien connu pour sa version bengalie du Mahâbhârata. (ndt)

cient, et que les immenses énergies de cet état se libèrent brusquement, sans que le corps et l'esprit n'aient été soigneusement préparés à les recevoir, cela peut engendrer une expérience éprouvante plus ou moins paniquante ou même déclencher une psychose[1]. De nombreux médiums très sensibles aux influences surconscientes ont constamment peur des « mauvais esprits » : ce qu'ils prennent pour une possession est en réalité leur perte de contrôle de leurs propres écrasantes forces supramentales.

Des génies artistiques tels Blake, Verlaine, Coleridge, Baudelaire et Van Gogh qui travaillaient dans un état de perception surconsciente ont beaucoup souffert de la difficulté à intégrer à la réalité de leur vie quotidienne ces incursions dans les domaines supérieurs.

C'est pourquoi les yogis ont toujours souligné l'importance de préparer, progressivement et soigneusement, le corps et l'esprit à recevoir et à maîtriser les pouvoirs illimités de l'état surconscient. Un maître dit à son disciple qui l'avait supplié de lui donner l'expérience de la conscience supérieure : « De même qu'une petite ampoule soumise à une tension excessive vole en éclats, tes nerfs ne sont pas prêts pour le courant divin. Si je te donnais l'extase infinie maintenant, tu brûlerais comme si chacune de tes cellules était en feu. »

Des siècles d'expérimentation ont permis de développer un système scientifique, physique et mental qui permette d'atteindre sûrement et facilement à la félicité de la conscience supérieure, et d'intégrer ces états élargis à la conscience de veille normale, de sorte à vivre sa vie en plus pleine conscience[2].

---

[1] Les drogues ont également d'autres effets secondaires négatifs : elles endommagent le foie. Une recherche récente (Edward Voss, Université de l'Illinois, USA) a montré que le LSD inhibe la production d'anticorps anti-infectieux par la rate et les ganglions lymphatiques. C'est probablement la raison pour laquelle de nombreux médecins ont signalé que les utilisateurs de LSD guérissent difficilement des infections.

[2] Voir la deuxième partie : « Comment se connaître » (p. 43 et suivantes).

Les états de conscience modifiée découlant des drogues ne nous libèrent pas, comme l'hypnose, ils nous asservissent encore plus. Le but de chaque être humain est en effet de se libérer grâce à la plus parfaite maîtrise de soi.

## LE PLAN SUBLIMINAL[1]
(second plan surconscient)

### DISCERNEMENT ET DÉTACHEMENT

Comment s'imaginer les profondeurs insondables du plan subliminal, second niveau surconscient ? Notre pensée se limite généralement au monde physique car, bien que nous baignions dans un perpétuel écoulement vibratoire, nous en sommes totalement inconscients. Nos organes sensoriels limités ne perçoivent qu'une étroite bande du spectre électromagnétique. Les autres fréquences – ultraviolettes, rayons gamma, rayons X, rayons cosmiques, qui forment plus de quatre-vingt dix neuf pour cent des vibrations de l'univers – nous échappent. Elles nous sont invisibles et inconnues dans notre état de conscience normal. C'est ainsi qu'un physicien a pu dire : « Nos yeux ne nous transmettent absolument pas la véritable réalité »[L].

Quand on élargit son esprit jusqu'à atteindre à ce niveau subliminal surconscient, on se fond dans l'océan des vibrations et l'on se retrouve transporté du monde des sens jusqu'au royaume de l'infini.

Les rares personnes qui se sont élevées à cet état sentent toute la diversité des ondes de l'univers s'écouler en eux et hors d'eux, comme un rayonnement sans commencement ni fin dans toutes les directions. Ils perçoivent toute la création – des pierres jusqu'aux étoiles – comme des ondes dans le grand vide. Situés au-delà de la structure même de l'espace-temps, ils contemplent sur la scène de leur esprit qui s'étend partout, la vaste danse panoramique de l'uni-

---

[1] *Vijiñānamaya kośa*, littéralement « couche de la connaissance spéciale ».

vers dans le temps, de la ronde des nébuleuses lointaines au tournoiement des électrons et des positrons.

Pour eux, le monde est, avec ses joies et ses peines, ses plaisirs et ses douleurs, un jeu vibratoire, spectacle éphémère. Ils sont trop sages pour s'attacher à l'une de ses formes passagères car ils ont touché l'Éternel.

Un yogi entra un jour dans un palais royal et s'avança directement jusqu'au trône. Son allure imposante était telle que personne n'osa l'arrêter. Il s'adressa au roi :

– Je cherche une chambre dans cet hôtel.

– Ce n'est pas un hôtel ici, c'est mon palais ! s'écria le roi.

– Ah ! et à qui appartenait-il avant vous ? lui demanda calmement le yogi.

– À mon père, lui répondit le roi.

– Et avant cela ?

– À mon grand-père !

– Et vous appelez cet endroit, où les gens vont et viennent, restent puis s'en vont, autrement qu'un hôtel ? lui demanda en souriant le yogi.

### LE VÉRITABLE DISCERNEMENT[1]

La plupart des gens s'absorbent dans les illusions de la vie ; ils s'attachent aux possessions et aux richesses, aux êtres aimés, à la jeunesse et à la vie. Bien qu'ils voient des vieillards autour d'eux et pleurent la mort d'autres qu'eux, ils n'imaginent pas qu'eux-mêmes vieilliront et mourront un jour. Mais ceux qui ont atteint ce sublime niveau de conscience surconscient développent le véritable discernement : la capacité à transcender les illusions de la vie et à discerner l'éternel qui fonde toutes les formes changeantes. Unifiés en esprit à

---

[1] *Viveka* en sanscrit. D'autres qualités supérieures se développent quand on a atteint cet état, tels la douceur, la patience, la sérénité, le contentement, l'humilité, la magnanimité et une concentration que rien ne vient troubler.

la Réalité ultime, ils savent que tout dans ce monde éphémère a une fin. Étant au-delà de l'inquiétude de la perte, ils ne craignent pas la mort.

Un sage, qui s'était embarqué sur l'océan, répétait tout au long du voyage aux passagers : « Gardez toujours à l'esprit que la seule chose qui vous sépare de ce profond océan et de la mort n'est qu'une simple épaisseur de planches. » Les passagers, occupés aux plaisirs du bord et vite lassés par les propos du sage, lui dirent de les laisser en paix. Une nuit, il y eut une terrible tempête et le navire sombra. Beaucoup se noyèrent. Quelques-uns, dont le sage, purent s'accrocher à des débris du navire naufragé et se sauver. La panique et l'hystérie régnaient parmi les naufragés, seul le sage restait calme. Quand ils atteignirent la terre, ils lui demandèrent : « Comment avez-vous pu rester si calme au milieu du désastre ? » Il leur répondit : « Je vous l'ai dit, je me rappelais toujours que la seule chose qui nous séparait de la mort n'était qu'une simple épaisseur de planches. »

### LE DÉTACHEMENT

Shâkyamuni fut un jeune prince aimant les plaisirs et vivant dans un palais somptueux. Pour chasser la chaleur de l'été de ses murs délicieux, le palais était climatisé par des brises parfumées traversant de fraîches fontaines. Shâkyamuni ne réfléchissait pas alors à la nature de la vie ; il jouissait des plaisirs sensuels que la vie princière lui offrait, jour après jour. Son père, inquiet de la prédiction d'un astrologue selon laquelle son fils deviendrait soit un souverain dans le monde, soit un moine, s'efforçait de le laisser dans l'ignorance de l'existence de la souffrance, et ne le laissait jamais franchir les limites enchanteresses du palais.

Un jour pourtant le jeune prince quitta le palais sans prévenir son père et alla en ville en carrosse. En chemin, il dépassa un vieil homme édenté et plié en deux, avançant clopin-clopant sur sa canne. Le prince demanda à son conducteur qui était cette créature étrange.

Celui-ci lui répondit : « C'est un vieillard, seigneur. » « Deviendrai-je aussi comme lui ? » « Oui, maître, tout le monde devient vieux. »

À quelque distance de là, ils dépassèrent un lépreux couché sur le bord de la route, ses ulcères suppurants. Le prince fut choqué et demanda : « Se peut-il que je devienne ainsi un jour ? » Son conducteur répondit : « La maladie est le lot de tous ceux qui ont un corps physique. » Le prince se tut. Quelque temps après, ils dépassaient un cadavre qu'on transportait au cimetière, et le prince demanda : « Cela m'arrivera-t-il aussi ? » « Personne ne peut échapper à la mort » lui répondit son conducteur. Le prince se plongea alors dans une profonde réflexion jusqu'à ce qu'ils dépassent un moine marchant sur le bord de la route, le visage rayonnant d'une lumière intérieure. Le prince demanda : « Qui est-ce ? » « Celui-ci s'est voué à la découverte de la Vérité, au-delà de tout plaisir et toute douleur » lui répondit le conducteur. À cet instant, le discernement véritable s'éveilla dans l'esprit du prince qui sut qu'il devait lui aussi transcender les plaisirs de sa jeunesse. Il ôta ses vêtements royaux et partit seul, sans aucune possession, parcourir la route difficile qui mène à la perfection. Il finit par devenir le Bouddha, celui qui a atteint l'illumination.

Du discernement découle naturellement le détachement[1]. Pour connaître l'infini, nous devons abandonner tout attachement au fini. Comme le singe qui ayant plongé la main dans une bouteille pour y attraper un fruit ne peut plus retirer son poing fermé parce qu'il ne veut pas lâcher le fruit, nous ne pouvons pas atteindre aux niveaux supérieurs d'existence si nous ne renonçons pas à notre attachement tenace aux niveaux inférieurs.

Ceux qui sont établis dans le détachement se rendent compte que nous devons un jour perdre tout ce à quoi nous nous accrochons dans cet univers changeant. Dans le gain ou la perte, les honneurs ou l'opprobre, leur esprit reste en paix.

---

[1] *Vaerágya* en sanscrit.

Un mari et sa femme s'occupaient de leur enfant malade quand un matin en s'éveillant ils le trouvèrent mort. La femme devint folle de douleur mais son mari resta calme. Elle s'écria : « As-tu un cœur de pierre ? » Il lui répondit : « J'ai fait un rêve cette nuit. J'étais un roi, marié à une très belle reine et j'avais sept enfants. Je me suis réveillé et tout cela avait disparu. Maintenant que mon fils est mort, je me demande si je dois pleurer la perte des sept enfants que j'avais en rêve ou la perte d'un seul dans cet état de veille. Je ne peux me décider, c'est pourquoi je reste calme et paisible. »

Le détachement ne signifie cependant pas de renoncer à tous les plaisirs et de demeurer dans un état de froide indifférence envers le monde. De nombreuses traditions religieuses ont déformé l'idée de détachement et en ont fait un pénible renoncement. Leurs adeptes ont mortifié leur corps pour résister aux plaisirs transitoires de la chair ou ont créé en eux-mêmes une aversion pour les instincts naturels que sont l'alimentation, le sommeil et la sexualité, ou encore ont fui le monde pour s'installer dans des jungles ou des grottes de montagne éloignées de tout, mettant leurs sens loin des tentations. En essayant d'éviter le plaisir, ils rejetaient la vie.

Ceux qui sont véritablement détachés ne nient pas la vie, ils la prennent à pleines mains, car ils sentent le contact de l'Éternel caché dans toutes les formes changeantes de la vie. Ils sont comme une enfant : au comble de la joie quand elle reçoit une nouvelle robe de sa mère, pourtant, un instant elle la caresse et la serre contre elle, l'instant suivant, trouvant un beau jouet, elle abandonne la robe et étreint le jouet. Finalement, elle laisse tomber le jouet pour courir cueillir une fleur. Elle n'est attachée à rien. Ainsi ceux qui considèrent tous les objets et créatures de ce monde comme des ondes radieuses dans l'immensité de la Conscience universelle, et les traitent sans attachement ni aversion, jouissent d'une félicité inépuisable, car leur objet d'amour est l'Infini.

# LE PLAN « DORÉ » OU CAUSAL SUBTIL[1]
## (troisième niveau surconscient)

### LA SOIF DE L'INFINI

Quand cet amour, cette divine attirance pour la Splendeur infinie devient si intense qu'il déborde du cœur et remplit toute l'existence, quand tous les mouvements de la psyché s'élèvent en un seul et même courant d'ardent désir, un flot de lumière radieuse resplendit dans notre être. C'est le niveau le plus élevé du surconscient, le « monde doré » de l'esprit.

Même le corps reflète parfois cet éclat de l'esprit. Dans cet état, le teint du saint indien Rámakriśńa était devenu si lumineux – comme une « amulette d'or » – qu'il attirait l'attention partout où il allait. Il enveloppa son corps dans un drap et pria Dieu : « Reprends cette beauté extérieure et donne-moi la beauté intérieure, donne-moi la pureté de l'esprit ! » Passant la main sur son corps à plusieurs reprises, il cria : « Plonge à l'intérieur ! Plonge à l'intérieur ! » jusqu'à ce que sa peau redevienne mate. Voilà la voie des saints, toujours vers l'intérieur.

Ce plan d'or, niveau le plus subtil du psychisme est la dernière porte avant la perfection, le dernier fin voile psychique qui enveloppe la splendeur de l'âme. Quand on fait l'expérience de l'éclat doré et brillant de cette enveloppe psychique, on se sent très proche du Soi infini et le désir de l'union suprême devient presque insupportable.

Un saint décrivit ainsi cette ardente attraction : « Vous ne pouvez pas imaginer ma souffrance d'être séparé de Dieu. Supposez qu'il y ait un sac d'or dans une pièce et un voleur dans l'autre, que seule une fine cloison les sépare, peut-il dormir paisiblement ? Ne va-t-il pas se démener et s'efforcer de percer le mur pour atteindre l'or ? »

---

[1] *Hirańyamaya/hirańmaya kośa* ou « enveloppe de couleur d'or ».

Un disciple demanda un jour à son maître : « Quand connaîtrai-je le Soi ? » Son maître lui répondit : « Je te répondrai plus tard. » L'après-midi alors qu'ils étaient allés se baigner à la rivière, le maître attrapa son disciple, lui plongea la tête sous l'eau et l'y maintint. Le disciple fut bientôt désespéré ; il ne pensait plus qu'à une seule chose : à de l'air. Au dernier moment le sage le lâcha. Le disciple bondit hors de l'eau, suffocant, s'écriant : « Maître, pourquoi m'avez-vous fait cela ? J'ai failli mourir ! » Le maître répondit calmement : « Quand le désir que tu ressentiras pour le Suprême sera aussi intense que celui que tu viens de ressentir pour de l'air, tu sauras que tu n'as plus longtemps à attendre. »

À toutes les époques des mystiques ont exprimé leur désir ardent dans le langage des amoureux. Aucun autre ne peut exprimer la souffrance extatique, la douce intimité, la flamme du désir qui brûle si intensément en eux. Les affres de la séparation leur tourmentent le cœur et ils sentent autour de leur cou le nœud coulant de l'Amour. Miira, la poétesse mystique de l'Inde, chanta :

> *Qui peut comprendre cette douleur ?*
> *Sans toi je suis comme un lotus sans eau,*
> *une nuit sans lune. Tel un poisson sans eau je ne peux survivre*
> *sans toi Seigneur ! Que dois-je faire ?*
> *Impuissante, les larmes coulent de mes yeux.*
> *Mon cœur ne peut connaître le repos sans te rencontrer.*
> *Je frappe à ta porte, ouvre-moi je t'en supplie !*

## L'ESPRIT BIENHEUREUX

De même qu'un fil à l'extrémité effilochée ne passe pas par le trou d'une aiguille, celui qui a même un seul attachement pour le monde extérieur ne peut connaître le soi profond. Quand tous les désirs et tous les tumultes ont été détruits par le feu de l'ardent désir pour l'Infini, tous les sentiments égoïstes de « je » et de « mien » dissous dans la concentration intense sur le Bien-aimé, l'attention de la psyché devient si entièrement focalisée sur l'Infini qu'elle disparaît. On est alors instantanément plongé dans l'éblouissant éclat de notre être[1] le plus profond.

Tout comme quand on gratte une allumette dans les profondeurs d'une grotte inexplorée, l'obscurité millénaire disparaît en un instant, c'est en un clin d'œil que s'effacent d'innombrables vies d'ignorance et d'illusion quand on prend conscience de son âme.

La conscience individuelle existe dans l'Immensité infinie de la Conscience universelle telle l'eau d'un pot flottant dans un étang. L'eau du pot ne semble séparée de l'eau de l'étang qu'à cause de la frontière du pot – le psychisme individuel, le petit moi – entre elles. Mais si le pot se brise, les eaux se mêlent : quand on retire le psychisme individuel, il n'y a plus de séparation entre intérieur et extérieur, et la conscience individuelle se dissout dans la Conscience divine en un épanchement extatique. Libre de toute entrave, au-delà de toute vibration et de toute dualité, l'Esprit se retrouve dans sa gloire véritable : indicible, indescriptible, immuable, sans commencement, immortel, béatitude infinie et paix éternelle.

Quand ceux qui ont atteint à cet état ultime reviennent à la conscience du monde, ils sentent que d'un monde inconnu, une vague d'allégresse a inondé leur esprit, et chaque cellule de leur corps est transportée par cette onde divine. Ayant bu à longs traits à la fontaine

---

[1] *« Átman »* : âme ou soi.

de la félicité, leurs sens sont ivres et tout leur paraît divin. À chaque bouchée ils savourent la douceur divine, en chaque son entendent la mélodie divine, à chaque respiration hument le parfum divin, à chaque contact perçoivent la caresse divine. Ils savent alors qu'au plus profond de tout est le Divin, jouant à cache-cache avec lui-même.

Ceux qui ont plongé profondément dans l'océan de l'Esprit se rendent compte qu'ils sont uns avec tout. Quel que soit le rôle qu'ils choisissent de jouer dans le théâtre de la vie, toujours, qu'ils travaillent, jouent, avancent ou parlent dans ce monde, ils se savent le Soi immortel.

On demanda un jour à la Bienheureuse Mère, être divinement accompli[1] : « S'il vous plaît, parlez-nous de votre vie. » Son visage resplendissant de joie intérieure, elle répondit calmement de sa voix douce : « Cette conscience ne s'est jamais associée à ce corps provisoire. Avant que ce corps ne vienne sur cette terre, elle était la même. Enfant, elle était la même. Ce corps devint femme, elle était toujours la même. Quand la famille où elle naquit prit des dispositions pour marier ce corps, elle était la même. Finalement, la danse de la création aura beau se transformer autour d'elle dans ce hall de l'éternité, elle restera à jamais la même. » Disant cela, son corps s'immobilisa et elle entra en extase.

### LE SON DU SILENCE

Voilà donc le but de notre voyage : transcender un à un les niveaux d'existence plus grossiers jusqu'à ce que nous atteignions l'état suprême. Là la pensée individuelle s'interrompt et l'Esprit/le Soi brille de sa splendeur infinie.

Cette hauteur sublime d'accomplissement dépasse la raison, toute pensée, le psychisme lui-même. Comment alors la décrire ? Là, « le gourou est muet et le disciple sourd. » Quand son disciple demanda

---

[1] Ánandamayii *Mâ*, qui ne disait jamais « je » en parlant d'elle-même.

au Bouddha : « Dieu existe-t-il ? » celui-ci garda le silence. Le disciple demanda alors : « Dieu n'existe pas ? » De nouveau, le Bouddha garda le silence.

Un homme pieux envoya un jour ses deux fils étudier la science spirituelle chez un professeur. Quelques années plus tard, ils revinrent à la maison. Le père les questionna sur ce qu'ils avaient appris. Il demanda à l'aîné : « Mon enfant, tu as étudié toutes les Écritures. Dis-moi, quelle est la nature de Dieu ? » Le jeune homme se mit à réciter de nombreux versets des Écritures, mais le père n'était pas satisfait. Il posa la même question au cadet. Le garçon resta silencieux, debout les yeux baissés. Il ne prononça pas un mot. « Lui a compris, on ne peut exprimer cela par des mots » dit le père.

Ceux qui parviennent à cet état de conscience infini, disent les sages, ressemblent à ces gens qui, à la vue d'un haut mur, sont curieux de savoir ce qu'il y a de l'autre côté. L'un d'eux grimpe et, après bien des efforts, regarde de l'autre côté et s'écrie émerveillé et plein de joie : « Ah ! » Il saute par-dessus le mur et disparaît. Les autres, surpris, s'écrient : « Qu'y a-t-il là-bas ? » Mais aucune réponse ne leur parvient. Un autre entreprend alors la difficile escalade, il admire lui aussi plein de bonheur ce qui s'étend derrière le mur. Lui aussi crie de joie et saute hors de leur vue. C'est ainsi qu'un par un, ils escaladent le mur et disparaissent extasiés. On ne peut expliquer la félicité que l'on éprouve quand on transcende la pensée et qu'on connaît son être le plus profond. Il faut en faire soi-même l'expérience.

Une poupée de sel s'en alla un jour mesurer les profondeurs de l'océan. Elle voulait faire connaître à autrui la profondeur de l'eau. Mais elle n'y parvint pas, car à peine était-elle entrée dans l'eau, qu'elle fondit. Qui restait alors pour rendre compte de la profondeur de l'océan ?

## LA RÉVOLUTION DES CONSCIENCES

Dans notre état d'ignorance ordinaire, ne vivant que sur les plans inférieurs d'existence, nous nous identifions à notre corps et aux niveaux inférieurs de notre esprit. Nous nous sentons différents, séparés du monde et de nos compagnons en humanité, et nous érigeons des barrières sociales pour délimiter notre sens de la séparation psychique : des murs de foi, de caste, de sexe, de race ou de nationalité. Nous traçons des cercles étroits autour de nous et de ceux dont le corps et les niveaux psychiques inférieurs (philosophies, croyances et préjugés) sont semblables aux nôtres. Nous disons alors aux autres : « Sortez ! Vous n'appartenez pas à notre cercle ! »... « Vous êtes des étrangers ! »... « Vous n'appartenez pas à mon église (à mon temple, à ma mosquée) ». Ce faux sens d'identification avec notre moi inférieur est la source d'incessants conflits dans l'histoire de la terre.

En réalité, seuls notre corps physique et les plans sensoriel et purement mental de notre psychisme diffèrent et sont séparés les uns des autres ; au niveau surconscient et du Soi infini, tous sont uns.

Le Soi infini

Le surconscient {

Le plan mental
La conscience sensori-désirante

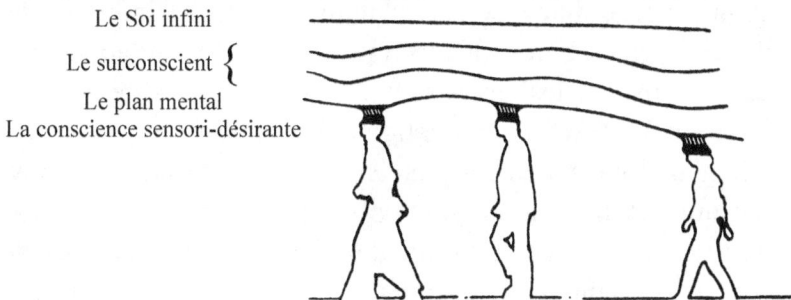

Ceux qui se sont élevé psychiquement au-dessus des niveaux inférieurs de l'existence transcendent toute barrière psychique et sociale et parviennent à la vision universelle. Ils se rendent compte que toutes les individualités sont l'expression d'un même esprit universel. Vagues de cet océan de conscience infinie, ils voient chaque être ou entité comme une manifestation divine et sentent un courant ininterrompu d'amour surgir d'eux-mêmes et couler vers tous sans distinction. Ils étreignent l'univers comme leur.

Un poète écrivit un jour : « Il traça un cercle et m'en exclut... mais l'amour et moi traçâmes un plus grand cercle qui l'inclut. »[m] Le cercle d'amour de ces âmes élevées est infini, son centre est partout et sa circonférence nulle part.

Seuls ceux dont la vision universelle s'étend à toutes choses peuvent amener l'unité et l'harmonie véritables sur la terre. Leur amour qui embrasse tout est le solvant qui dissout toutes les différences.

Un tel amour est devenu aujourd'hui extrêmement nécessaire. Il y a trop d'hostilité, de peur, de mépris et d'oppression dans le monde, et pas assez de chaude affection, de respect et de confiance. Cela vient des idéologies erronées et étroites qui limitent le monde psychique de l'être humain, des philosophies matérialistes qui nous confinent aux niveaux inférieurs de notre être. La société actuelle est une société malade qui insiste lourdement sur le succès matériel et économique, et néglige totalement le développement psychique et spirituel. Les théories économiques matérialistes tels le capitalisme et le communisme, qui ne reconnaissent que les besoins inférieurs et matériels, ont propagé des valeurs mensongères. L'agitation frénétique visant à satisfaire les désirs sans fin de la sensorialité a engendré la frustration, l'avidité, l'exploitation et les conflits.

Il nous faut aujourd'hui créer une société humaine nouvelle et saine qui satisfasse les besoins physiques, mais favorise également l'élévation psychique et spirituelle. Une société guidée par des personnes à la vision universelle dont chaque pensée est pour le bien de tous. Le monde a désespérément besoin de leur apaisante touche d'amour.

Une idéologie d'ensemble très vaste est nécessaire, une idéologie qui embrasse tous les niveaux de l'existence humaine et comprenne un processus psychique pratique pour nous élever aux niveaux supérieurs de notre être et prendre conscience de notre unité[1]. Alors pour-rons-nous briser toutes les barrières qui nous ont opposés les uns aux autres dans la haine.

Les dirigeants d'une telle société auront de l'amour et de la sym-pathie pour le monde entier. Leur vie vibrant en harmonie avec celle de l'univers, ils ne seront attachés à aucune nation, à aucune race, à aucune caste, à aucune croyance ni à aucun sexe particulier. Ils ne peuvent haïr, faire du mal ou exploiter la moindre créature car ils considèrent chacun comme une part d'eux-mêmes. On encouragera alors toute l'humanité à atteindre à la connaissance de soi, tous coo-péreront afin d'exploiter et d'utiliser pleinement son propre potentiel et les ressources collectives pour le bien-être de tous[2].

Le fondement pratique d'une société universaliste, où il y aurait une véritable harmonie entre les gens, est ainsi un processus mental individuel. Chaque dirigeant et membre de cette société effectuerait régulièrement ce processus de sorte à élargir son esprit et faire l'expérience de l'unité essentielle qui le lie à tous les autres. Il est inutile d'essayer de réformer nos systèmes politiques, économiques et sociaux si nous ne nous réformons pas nous-mêmes : l'effort continu pour nous élever spirituellement par la méditation est la condition nécessaire au changement social. La révolution commence par celle des consciences.

---

[1] Le Nouvel humanisme, tel qu'il est exposé par P. R. Sarkar, est une telle philoso-phie universelle. Voir *Liberation of Intellect: Neohumanism* [*Libérer l'intelligence, p un Nouvel Humanisme*, Éditions Ananda Marga, France, 1989].

[2] La Théorie de l'Utilisation Progressiste, la TUP, (en anglais *Prout* prononcé praote) – une nouvelle théorie socio-économique proposée par P. R. Sarkar –, four-nit les lignes directrices permettant d'utiliser toutes nos ressources à leur maximum en s'appuyant sur une décentralisation des lourdes bureaucraties et la création d'unités économiques autonomes administrant leurs propres ressources et dévelop-pant tout le potentiel économique de chaque région.

# COMMENT SE CONNAÎTRE ?
# LA MÉDITATION

## COMMENT DIRIGER SA PENSÉE ?

Un maître demande un jour à ses disciples : « Un singe, pris de boisson, titube tel un ivrogne d'arbre fruitier en arbre fruitier. Il trébuche sur un nid de scorpions, se fait piquer de partout et hurle et saute de rage et de douleur. Qui est-ce ? » Les disciples ne purent répondre. Le maître leur dit alors : « C'est la pensée humaine. Aussi agitée qu'un singe, ivre du vin du désir, elle court aveuglément d'un plaisir sensuel au suivant. Piquée par les scorpions de la jalousie, de l'avidité et de l'orgueil, elle donne des coups avec une haine furieuse. Les plus grands conquérants sur cette terre sont ceux qui l'ont maîtrisée. »

Comment calmer les turbulentes vagues des niveaux psychiques sensoriel et mental, et atteindre à la paix et à la félicité indescriptibles de l'esprit surconscient et, au-delà, à l'âme ? En commençant par transcender la conscience sensorielle extravertie. Pour cela, nous devons perfectionner son véhicule, le corps.

## L'HARMONIE CORPORELLE

### LES *ÁSANAS* OU POSTURES DE YOGA

Les *ásanas*, ou « postures tenues confortablement », forment un système scientifique d'exercices physiques élaboré il y a des milliers d'années par les yogis. Elles préservent la santé en stimulant la circulation sanguine, assouplissant les articulations, tonifiant les muscles et massant les organes internes, mais aussi contribuent au calme et à la maîtrise de l'esprit.

Les postures de yoga ne sont pas des exercices physiques vigoureux ou fatigants. La pratique des postures alterne des mouvements lents et doux associés à une respiration profonde, avec des moments de complète immobilité. Cela engendre une profonde détente des muscles et des nerfs. L'énergie vitale augmente alors au lieu de s'épuiser. La pratique régulière des postures permet au yogi d'accumuler une réserve d'énergie interne qu'il utilise ensuite pour atteindre à une conscience supérieure. L'apprentissage de l'apaisement nerveux et de la parfaite immobilisation du corps pendant un temps prolongé développe la maîtrise des systèmes musculaire et nerveux. On acquiert par là l'équilibre physique nécessaire à une longue méditation.

Les postures de yoga agissent essentiellement sur les glandes endocrines. Nous avons vu que les glandes endocrines influent profondément sur nos émotions et notre état de conscience. Les pressions subtiles des postures de yoga sur les diverses glandes endocrines modifient les sécrétions hormonales et procurent un équilibre émotionnel et la paix de l'esprit.

Dans la posture du lièvre *(shashángásana)* par exemple, on presse à plusieurs reprises le sommet de la tête sur le sol, ce qui exerce une pression délicate sur l'épiphyse. Par la pratique répétée de cette *ásana*, on développe la patience et la tranquillité d'esprit.

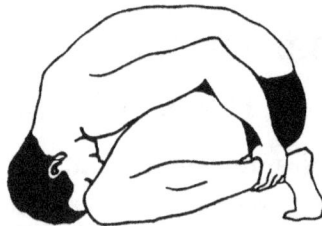

*Shashángásana* – la posture du lièvre

Les postures de yoga ne sont donc pas de simples exercices physiques bons pour la santé, la beauté et une longue vie, comme on le croit généralement. Elles sont une partie importante d'une pratique physique et psychique complète visant à affiner le corps et à préparer l'esprit à une conscience supérieure.

## UNE ALIMENTATION SUBTILE

Le corps n'est pas une chose différente et séparée de l'esprit. C'en est l'enveloppe la plus extérieure, sur laquelle s'appuie la méditation. Dans le yoga, on l'appelle « *annamaya kośa* » ou « enveloppe faite de nourriture » parce qu'il se compose de la nourriture que nous mangeons. À mesure que l'esprit devient plus subtil grâce à la méditation, le corps doit également s'affiner, sinon le parallélisme entre les niveaux psychique et physique de notre être se perd, retardant nos progrès.

C'est pourquoi les yogis ont toujours insisté sur l'importance d'un régime végétarien qui préserve la pureté des cellules corporelles, tout comme la pratique de la méditation purifie les couches psychiques.

De plus en plus de médecins et d'experts en nutrition comprennent que, comparée aux aliments végétaux, la viande est une source de protéines hautement toxique (« impure à cinquante pour cent » nous dit l'*Encyclopaedia Britannica*) qui peut engendrer de nombreuses maladies (notamment de l'estomac et des reins), l'hypertension ou même le cancer. Les sociétés qui suivent un régime principalement végétarien comme les Hounzas du Pakistan, les tribus indiennes du Pérou ou les adventistes du septième jour sont beaucoup moins sujettes aux maladies et vivent plus longtemps que les populations carnivores. On a prouvé que les protéines végétales sont aussi nutritives que les protéines de la viande, et dépourvues de tous les effets nocifs de cette dernière sur le corps.

Selon le yoga, le régime carné a également un effet négatif sur l'esprit et la personnalité, car l'ingestion de chair animale engendre une subtile agitation mentale. Comme le disait Albert Einstein, lui-même végétarien : « Mon opinion est que le style de vie végétarien, par son effet purement physique sur le tempérament humain, aurait l'influence la plus bénéfique sur le sort de l'humanité. »

## CALMER LES SENS

### LES EXPÉRIENCES DE PRIVATION SENSORIELLE

Maîtriser ses sens n'est pas si facile, nous l'avons vu. Tels dix chevaux sauvages, les sens et les organes moteurs sont constamment en train de poursuivre un objet de plaisir, passant d'un objet à l'autre, entraînant avec eux la pensée et l'agitant.

La première étape pour atteindre le calme de l'esprit[1] est de leur tenir la bride au cours de leur activité incessante, comme l'a montré une série d'expériences très intéressantes menées en occident : les expériences de privation sensorielle.

Au cours de ces expériences, conçues pour mettre les sens et la motricité au repos, on introduit les sujets dans de grands bacs d'eau tiède à la température exacte de la peau, de sorte qu'il n'y ait aucune sensation tactile. Les sujets sont attachés et ne peuvent pas bouger (leurs organes moteurs mains et pieds sont au repos), et leurs yeux sont bandés (yeux au repos). Ils ne peuvent ni manger ni excréter pendant l'expérience (organes du goût et d'excrétion au repos) ni avoir d'activité sexuelle (organes sexuels au repos). La pièce est complètement insonorisée (oreilles au repos) et aucune odeur n'y pénètre (nez au repos). Leurs dix organes sensoriels et moteurs de-

---

[1] Une part importante de la pratique yoguique visant à maîtriser l'agitation vagabonde de la conscience sensorielle est les dix principes de pureté mentale appelés *yama* (l'harmonie avec autrui) et *niyama* (l'harmonie avec soi) : ne pas nuire ni blesser, la vérité bienveillante, l'honnêteté, vivre simplement, voir Dieu en tout et tous, la propreté/pureté, le contentement, rendre service, l'étude spirituelle et la méditation/s'abandonner en Dieu *(ahiṁsá, satya, asteya, aparigraha, brahmacarya,* et *shaoca, santośa, tapah, svádhyáya, Iishvara-praṅidhána).*

viennent donc complètement inactifs au cours de l'expérience. Résultat... ils s'endorment.

Certains dorment jusqu'à vingt-quatre heures. En l'absence de toute stimulation extérieure qui réactive leurs sens et leur motricité, la conscience sensorielle est inactive et ils perdent la notion du temps. Une fois qu'ils n'ont plus besoin de sommeil, qu'ils s'éveillent, que pensez-vous qu'ils éprouvent ?

### SUR LE PLAN PUREMENT MENTAL

Des hallucinations, des visions, des rêves éveillés plus vivants que toutes les expériences qu'ils aient jamais connues. Même ceux qui se croyaient complètement dénués d'imagination ont des visions éclatantes qui les saisissent par leur intensité, et ils s'absorbent dans ces films intérieurs. Leurs sens et leurs organes moteurs étant au repos, et la conscience sensorielle, leur opérateur, également paisible, les sujets plongent profondément dans le niveau purement mental de leur esprit, réceptacle des rêves, des souvenirs et des images enregistrées dans la mémoire. En l'absence de perturbation ou d'interruption extérieure, ces images s'y combinent et recombinent en un collage kaléidoscopique fantastique.

Les fonctions du plan purement mental sont la mémoire et la réflexion profonde. Quand l'absence d'activité sensorielle leur donne libre cours, les sujets revivent des souvenirs et voient les images de leur imagination, comme s'ils étaient réels.

### AU-DELÀ DU PLAN MENTAL

La plupart des sujets de ces expériences ne sont pas allés plus loin que cela. Ils ont franchi la barrière de leur conscience sensorielle en mettant artificiellement au repos leurs sens et organes moteurs. Mais ils n'ont pu traverser le monde purement mental encombré d'impressions depuis longtemps en mémoire. Quelques-uns, pourtant, surent aller au-delà, et cette expérience dans cette cuve d'eau tiède a souvent changé leur vie.

Après l'apaisement de leur conscience sensorielle par manque de stimulation extérieure, ils ont réussi à calmer le vagabondage intérieur ininterrompu du plan mental et ont atteint au niveau surconscient de la psyché. Ils ont éprouvé cet état de félicité et d'unité ineffables qu'ont de tout temps décrit les saints et les mystiques recherchant l'union avec leur être véritable, avec Dieu. Un sujet raconta qu'il se sentait comme s'il était « le centre de l'univers ».

### CHERCHER À S'ABSTRAIRE DES SENS

Tout au long de l'histoire, des individus ne se sont pas satisfaits de l'expérience des niveaux sensoriel et mental, contrairement à la plupart des gens, et ont cherché des moyens pour aller au-delà : des yogis, des saints, des religieux, des alchimistes, des soufis, des guérisseurs et des chamans des sociétés primitives, des médiums et des mystiques. Ils ont utilisé diverses méthodes inhabituelles et souvent douloureuses pour transcender le niveau de l'expérience sensorielle. Toutes ces méthodes ont un élément commun : tenter de calmer les sens et de traverser les niveaux superficiels agités de la psyché pour atteindre à l'infinie gloire intérieure.

Les moines ont tourné le dos au bruit et à la stimulation du monde pour chercher la privation sensorielle dans la solitude des grottes des pics himalayens ou de la jungle. Les saints et les prophètes de toutes les religions ont maîtrisé leur goût par de longs jeûnes, et leurs cordes vocales par de longues périodes de silence absolu. Ils ont pratiqué le célibat et sont restés immobiles pendant des longues heures, absorbés dans la prière et la méditation intérieures.

### LA SUR-STIMULATION DES SENS

D'autres personnes, plus extraverties peut-être, se sont efforcées de transcender les sens d'une façon apparemment opposée, non en les privant, mais en les sur-stimulant. Ils saturent leurs sens d'images, de sons, de mouvements et de sensations, élevant leurs seuils de stimulation nerveuse à un point tel qu'une stimulation de plus devient impossible. Les sens se mettent alors au repos, quelque peu comme un fusible qui saute parce que trop d'appareils électriques sont en marche. Ainsi les derviches tourneurs soufis tournent sur eux-mêmes en une danse de plus en plus rapide jusqu'à « perdre conscience » et tomber en extase. Des guerriers africains et des sectes antillaises dansent frénétiquement au son de tambours battant furieusement, de chants et de claquements de mains rythmés, les membres déployés jusqu'à ce qu'ils s'effondrent, les sens épuisés, et fassent peut-être l'expérience d'une brève vision de l'au-delà[1].

Des fanatiques ont dans toutes les religions utilisé la manière la plus rapide et la plus brutale de surcharger le système nerveux : la douleur. Des chrétiens se flagellent jusqu'à être baignés de sang, des fakirs indiens s'allongent sur des lits de clous ou s'assoient sur des trônes d'épées, des moines zen japonais méditent sous des chutes d'eau glacée, des Indiens sioux endurent la chaleur torride et la soif sous le soleil du désert, et des Tibétains s'assoient dans leur quête pendant des heures, nus dans les montagnes enneigées. En mortifiant leur chair, ils cherchent à aller au-delà des plaisirs transitoires des sens et à atteindre la Réalité unique impérissable.

Mais combien peuvent suivre cette voie ? Dans ce monde moderne, combien sont prêts à se réfugier dans les montagnes de l'Himalaya, à jeûner pendant quarante jours, à se fouetter ou à se percer la langue d'une lance ? Cela signifie-t-il que l'état de conscience le plus élevé, qui est un droit de naissance pour nous tous êtres humains, doit nous être refusé à jamais simplement parce que nous menons une vie normale dans le monde ?

Non, il existe un processus universel – si simple qu'il est à la portée même des enfants – qui est la méthode la plus pratique et la plus naturelle pour connaître son propre être. C'est la méditation, qui commence par un retrait des sens et de la motricité.

---

[1] À l'île de la Trinité, on appelle cela « faire descendre le Saint-Esprit ».

# SE RETIRER DES SENS ET DE LA MOTRICITÉ

## LES ORGANES MOTEURS AU REPOS

### LES MAINS AU REPOS :
### LES MAINS JOINTES AU NIVEAU DU BAS-VENTRE

Dans la méditation, on s'assoit sans bouger, et [dans la pratique décrite ici] les mains jointes au niveau du bas-ventre, les doigts unis les uns aux autres. De nombreuses religions prônent l'utilisation d'un chapelet que l'on tourne en rythme sous les doigts en répétant une prière ou en psalmodiant. La monotonie d'une activité rythmique répétitive calme en effet l'agitation de la conscience sensori-désirante[1]. Cependant, lorsqu'on récite son chapelet, l'activité motrice de la main est toujours en cours, la conscience sensorielle est donc encore légèrement active, bien que faiblement. C'est pourquoi, durant la méditation, nous gardons les mains totalement immobiles, croisées au niveau du bas-ventre. Les mains sont ainsi complètement mises au repos.

### LES PIEDS ET LES ORGANES GÉNITAUX ET EXCRÉTEURS AU
### REPOS : LA POSTURE DU LOTUS

Certaines disciplines spirituelles pratiquent la prière dansée (les hassidim), la méditation sur une marche rythmique (les bouddhistes theravâdins) ou la danse (les soufis). Ces mouvements corporels monotones ou rythmiques calment certes la conscience corporelle mais ils ne peuvent l'apaiser complètement parce que les pieds restent en action. Pour transcender totalement les sens, il faut arrêter complètement le fonctionnement des pieds. Pour ce faire, les maîtres yogis ont

---

[1] Certains scientifiques ont suggéré que le fonctionnement « normal » du cerveau dépendait de l'excitation continue du cortex par le bombardement constant d'informations venant des sens. Si ces stimuli sont trop monotones ou cessent complètement, cela perturbe l'activité du cortex et la conscience sensori-désirante s'arrête de fonctionner.

recommandé, après des milliers d'années d'expérimentation, une posture particulière dite « la posture du lotus » *(padmásana)*.

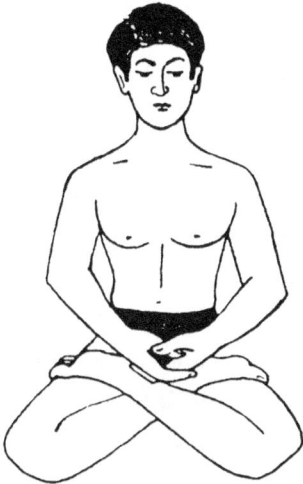

Elle s'appelle ainsi car le méditant y devient symboliquement semblable à la fleur de lotus. Le lotus pousse dans l'eau boueuse des fossés le long des routes de toute l'Asie, sa fleur est d'une blancheur toujours immaculée malgré la boue sous elle. Le pratiquant spirituel reste de même dans le monde tout en élevant son esprit au-dessus, transcendant les stimuli souvent avilissants du monde environnant.

Dans cette posture, le pied droit est placé sur la cuisse gauche et le pied gauche sur la cuisse droite.

Jeune homme méditant
en posture du lotus

Des expériences scientifiques menées dans un laboratoire londonien ont révélé que les personnes assises dans cette posture voient, même sans méditer, un changement immédiat de leurs ondes cérébrales. Du rythme *bêta* agité et rapide, elles passent au rythme *alpha* calme et plus lent (voir p. 65), ce qui indique une conscience détendue et accrue. On a demandé à des sujets assis dans cette position de résoudre de difficiles problèmes de mathématiques. En même temps, pour les déconcentrer, on les a soumis à de grands bruits, des lumières violentes et des objets très froids. On a constaté que dans cette posture, ils réagissaient beaucoup moins aux stimuli extérieurs perturbateurs. Ils arrivaient à se concentrer plus profondément que des personnes assises dans une position ordinaire : le simple fait de s'asseoir dans la posture du lotus intériorise et concentre la personne.

L'une des raisons est que la pression des talons sur le corps affecte les centres d'énergie inférieurs qui régissent les organes sexuels et d'excrétion[1], ce qui a pour effet d'interrompre temporairement le fonctionnement de ces organes. L'énergie qu'ils utilisent normalement est ainsi redirigée plus haut, pour alimenter et élargir l'esprit.

### LES CORDES VOCALES AU REPOS PAR LE CHANT INTÉRIEUR

Certaines religions et pratiques spirituelles utilisent la psalmodie, la prière ou la lecture de livres sacrés à voix haute dans un effort pour détourner l'esprit de ses préoccupations temporelles ordinaires et le diriger vers le divin. Bien qu'on en retire un certain bénéfice, cela ne permet pas de s'élever à l'état le plus spirituel, à cause de l'activité des cordes vocales et aussi des oreilles, qui sont à l'écoute, tout cela entretenant l'activité de la conscience sensorielle. Tandis que la méditation yoguique utilise une méthode de concentration purement intérieure ; on n'y utilise pas du tout les cordes vocales. Nous parlerons plus loin de cette méthode.

Nous avons ainsi réussi en nous asseyant simplement dans la posture du lotus, en silence, sans bouger, les mains jointes, à mettre au repos l'ensemble des cinq organes moteurs : les mains, les pieds, les cordes vocales, les organes génitaux et les organes excréteurs.

### LA MISE AU REPOS DES SENS

#### FERMER LES YEUX

On ferme ensuite les yeux. Certaines méthodes de concentration utilisent une bougie allumée dont on fixe la flamme. Même si cette méthode développe certaines capacités psychiques (parce qu'une concentration intense engendre toujours une force mentale), cette technique – qu'utilisent fréquemment les hypnotiseurs et les personnes ne s'intéressant qu'à l'utilisation des facultés psychiques inférieures – ne peut mener à l'état de conscience le plus subtil, car les

---

[1] Les deux « cakra » ou centres d'énergie subtile (voir p. 61) inférieurs, et les plexus lombaire et sacré d'où sortent les nerfs sympathiques et parasympathiques pour aller vers le système génito-urinaire.

yeux (et donc la conscience sensorielle) sont toujours actifs, ce qui rend plus difficile de plonger profondément en soi. C'est pourquoi, pour méditer nous fermons les yeux.

### LA MISE AU REPOS DU NEZ ET DES OREILLES À L'AIDE DE LA VISUALISATION

Et le nez et les oreilles ? Pas si facile de les fermer ! Quand nous sommes assis près d'une fenêtre ouverte sur la rue et les bruits de la circulation, et que notre voisin cuisine un plat alléchant, comment empêcher les sensations que cela engendre en nous de venir nous déranger ? Pour cela, il existe une méthode précise de visualisation par laquelle on se dissocie mentalement de toutes les vibrations extérieures. Les psychologues se rendent compte aujourd'hui de l'extraordinaire capacité qu'a la visualisation de créer des états mentaux, particulièrement des états de conscience modifiée. Dans la méditation, nous utilisons une visualisation particulière pour nous imaginer loin des perturbations extérieures, des sons et des odeurs qui pourraient agiter notre esprit. Cette technique nous permet de nous isoler mentalement complètement du monde extérieur. Même dans la ville la plus animée du monde, nous pouvons ressentir la même paix intérieure, le même silence et la même solitude qu'assis sur un sommet himalayen. C'est une des pratiques supérieures de la méditation, qui ne s'apprend de ce fait qu'individuellement d'un enseignant qualifié habilité d'Ánanda Márga[1].

### LA LANGUE RETOURNÉE VERS L'ARRIÈRE ET LA PEAU NON STIMULÉE

Pour empêcher la perception du goût, on retourne la langue dans la bouche dans une position spéciale qui interrompt efficacement le fonctionnement de l'organe du goût. Une autre visualisation intérieure (que l'on apprend également individuellement de l'enseignant

---

[1] [L'Ánanda Márga est l'école de yoga que suit l'auteure.] *Ánanda* signifie « félicité », Ánanda Márga signifie ainsi « la Voie de la félicité ».

spirituel) permet à la personne méditant de retirer sa conscience de son corps, de sorte à faire disparaître toute sensation tactile et inactiver l'organe cutané.

### TOUS LES ORGANES SENSORIELS ET MOTEURS INACTIFS

C'est ainsi qu'en restant assis sans bouger dans une posture appropriée, les mains jointes, les yeux fermés, la langue retournée dans la bouche et la conscience sensorielle retirée du monde extérieur, nos sens et organes moteurs sont mis au repos et notre conscience sensori-désirante complètement apaisée[1].

Voilà le juste procédé de retrait des sens, au terme duquel, sans utiliser de bac d'eau tiède ni aucune technique douloureuse, difficile ou compliquée, le sujet méditant, ayant facilement transcendé sa conscience sensori-désirante, entre profondément dans l'état purement mental. C'est ainsi que l'on dit que la méditation commence en fait avec l'état purement mental.

---

[1] Les scientifiques ont constaté lors de leurs expériences sur des yogis, qu'au cours de la méditation profonde, ceux-ci ignoraient complètement les stimuli extérieurs. Qu'un bruit leur éclate aux oreilles, une lumière vive jaillisse devant leurs yeux ou une barre de fer chaude leur touche les mains, ils ne réagissent pas du tout au stimulus.

# DÉPASSER LE PLAN MENTAL

Vous avez donc calmé vos sens et dépassé votre conscience corporelle en entrant dans le plan purement mental. Que se passe-t-il maintenant en vous ?

Tout, des visions, des images, des souvenirs, des projets, des inquiétudes inondent votre esprit en un torrent. Vous vous remémorez tout ce que vous avez fait au cours de la journée et planifiez tout ce que vous ferez demain. Vous regrettez votre dispute avec votre ami et de vous être emporté contre votre mère. Vous vous faites du souci pour vos enfants ou vous vous demandez quand vous vous marierez et avec qui. Vous vous imaginez la nouvelle voiture que vous aimeriez avoir. Vous prévoyez ce que vous allez manger quand vous aurez fini votre méditation et vous vous imaginez le mangeant. Vous écrivez mentalement une lettre. Vous faites votre liste de courses pour le lendemain. Vous analysez votre caractère et louez vos propres qualités, analysez les gens que vous connaissez et critiquez leurs défauts.

Vous commencez alors à vous dire : « À quoi bon méditer ? J'étais censé avoir la paix de l'esprit, mais je pense plus que jamais ! » Votre esprit s'agite, bouillonne, les idées volent dans tous les sens comme du pop-corn jaillissant de la casserole quand on ôte le couvercle. L'activité intérieure du plan purement mental est habituellement refoulée par l'intense activité, dans le monde extérieur, de la conscience sensori-désirante tournée vers l'extérieur (seules les personnes tels les artistes, les poètes et les rêveurs sont habituées à lâcher complètement la bride à leur imagination). Aussi, lors d'une soudaine libération du refoulement, comme dans le rêve, la conscience purement mentale déborde d'activité et vous voilà assis la tête résonnant d'images et de pensées.

C'est pourquoi beaucoup de personnes trouvent difficile de pratiquer certains types de méditation qui cherchent simplement à vider l'esprit ou à ne penser à rien. Il est impossible de ne penser à rien. La pensée doit toujours avoir un objet où se poser. Au moment même où vous pensez que vous ne pensez à rien, vous pensez en fait : « Ah ! enfin, je ne pense à rien ! »

Faisons une expérience : fermez s'il vous plaît les yeux trente secondes et pensez à tout ce que vous voulez sauf à une vache rouge.

Vous n'avez pu vous en empêcher, n'est-ce pas ? La grosse vache rouge n'a pas cessé de venir vous hanter, quoi que vous ayez tenté pour vous en débarrasser.

Si vous vous donnez comme directive de ne penser à rien, votre esprit réagit en déversant une avalanche vengeresse de pensées et de sentiments !

Il doit y avoir un meilleur moyen et il y en a un. Ce procédé éprouvé, expérimenté depuis des milliers d'années, est le plus pratique et le plus efficace pour arriver à traverser les perturbations du plan purement mental et entrer dans le bienheureux état surconscient. Il s'agit du *mantra*, littéralement : « ce qui libère l'esprit ».

## LA CONCENTRATION SUR LE *MANTRA*

Le *mantra* est comme un moteur de fusée qui propulse l'esprit au-delà du champ de gravitation des plans psychiques inférieurs. Son rôle est de lui faire traverser l'agitation du plan purement mental jusqu'à le conduire au surconscient et au-delà. Une bonne méthode de méditation doit donc générer une très puissante énergie psychique, qu'elle obtient grâce à une intense concentration sur le *mantra*.

Certaines méthodes de méditation, pratiquant la répétition intérieure de certains sons, conseillent aux méditants de ne pas se concentrer sur ceux-ci. Ces techniques sont très relaxantes et reposantes[1] mais, pour s'élever spirituellement, la concentration – un effort

---

[1] Des expériences sur les ondes cérébrales des sujets lors de ce genre de méditations ont montré que quarante pour cent du temps de la méditation était passé à dormir. Un sommeil que les yogis appellent « *nidrá samádhi* » ou « fusion avec la conscience du sommeil ».

persistant pour se concentrer sur le *mantra* – est essentielle[1]. La fixation de l'attention sur un objet mental produit l'énergie interne nécessaire pour élever la conscience à des niveaux plus subtils, comme chez le fermier concentré sur son fils malade, le chimiste concentré sur sa recherche ou la voyante sur sa boule de cristal.

Des expériences faites avec des pratiquants de l'Ánanda Márga, dont la méthode de méditation commence par une concentration, ont montré qu'ils étaient physiquement et mentalement dans un état d'activation physiologique intense : bien loin d'être endormis ou passivement détendus, plus d'énergie et non pas moins circulait en eux[2].

### LES TROIS QUALITÉS D'UN *MANTRA*

Quelles sont les qualités particulières du *mantra* nous permettant, quand nous nous concentrons sur lui, de transcender l'ignorance et les illusions de la conscience inférieure ?

Un *mantra* doit – pour calmer l'agitation de l'esprit, lui donner de l'énergie, et le transporter vers des royaumes plus subtils – avoir trois qualités. Il doit être rythmique, avoir une valeur incantatoire et transmettre une idée.

### PREMIÈRE QUALITÉ : LE RYTHME À DEUX TEMPS

Il lui faut tout d'abord être rythmique. Il doit comporter deux syllabes de sorte à suivre le rythme de la respiration, car celle-ci agit profondément sur notre état de conscience. Vous avez peut-être remarqué que lorsque vous êtes bouleversé ou en colère, votre respira-

---

[1] C'est pourquoi en sanscrit on appelle la méditation « *sádhaná* », ce qui signifie littéralement « effort ».

[2] « Il semble que la compétence dans cette forme de méditation tantrique soit caractérisée par une activation physiologique de l'activité électrique du cerveau au niveau du système nerveux autonome. Cette activation est en accord avec l'accent mis par le tantrisme sur la lutte pour arriver à l'union avec l'objet de sa concentration. Cela contraste avec la relaxation rapportée dans les études sur des méditations comparativement plus passives et généralement pratiquées par des méditants moins expérimentés. »[o]

tion est courte et rapide. Tandis que quand vous êtes absorbé par une tâche, vous respirez naturellement lentement et profondément.

La respiration est étroitement liée à la circulation de l'énergie vitale dans le corps. Ce mouvement, qu'on appelle *prána*, agit à son tour lui-même grandement sur le psychisme. Quand la respiration est rapide et irrégulière, l'énergie vitale *(prána)* s'agite de façon désordonnée. Ce qui entraine une perturbation mentale : on ne perçoit ni ne pense plus clairement. C'est pourquoi, réguler la respiration *(pránáyáma)* est une partie importante de la discipline yoguique. Plus on ralentit et régule sa respiration, plus son énergie vitale est calme, et plus on a de concentration et de maîtrise mentale.

Il était une fois un ministre qui avait extrêmement mécontenté son roi. Comme châtiment, le roi le fit emprisonner au sommet d'une très haute tour pour qu'il y périsse. La nuit tombée, la fidèle épouse du ministre vint à la tour en pleurant voir s'il n'y avait pas moyen de l'aider à s'échapper. Il lui dit de revenir la nuit suivante avec une corde, de la ficelle, du fil de soie, un scarabée et un pot de miel. Bien qu'étonnée par cet ordre étrange, la femme obéit et, la nuit suivante, elle apporta les objets demandés. Le ministre lui dit de nouer solidement le fil de soie à une patte du scarabée, de mettre une goutte de miel au bout de ses antennes et de poser le scarabée sur le mur de la tour, la tête vers le haut. Attiré par l'odeur du miel, le scarabée grimpa lentement sur le mur, tirant avec lui le fil de soie. Il atteignit, quelques heures plus tard, le sommet de la tour où le ministre l'attrapa, délivra le scarabée et saisit le fil de soie. Il demanda à sa femme de nouer, en bas de la tour, l'autre extrémité du fil de soie à la ficelle et n'eut plus qu'à tirer le fil de soie pour faire remonter la ficelle. Ayant saisi la ficelle, le ministre demanda à sa femme d'attacher la corde en son bout inférieur et, tirant sur la ficelle, fit remonter la corde qu'il attacha à la fenêtre de la tour. Il n'eut plus qu'à se laisser glisser vers la liberté.

Notre souffle est le fil de soie, notre énergie vitale la ficelle, et notre esprit la corde. Par la maîtrise de notre souffle, nous pouvons devenir maître de notre force vitale, ce qui nous permet d'être maître de notre esprit. Nous nous retrouvons alors libre de tout esclavage.

Le *mantra* doit avoir par conséquent deux syllabes pour que sa lente récitation intérieure rythmique ralentisse la respiration, calme l'énergie vitale, et arrive à apaiser et maîtriser l'incessant vagabondage de la pensée.

### LA SECONDE QUALITÉ D'UN *MANTRA* : SA VALEUR INCANTATOIRE

Le *mantra* doit avoir un son particulier, une structure vibratoire qui élève la vibration individuelle, le « rythme » de la personne, quand on le récite intérieurement.

Chaque entité a dans cette création son propre rythme, sa propre note dans l'harmonie universelle. Toutes ces notes – de la pulsation des quasars au spin des électrons, de la mélodie ultrasonique des chaînes de montagnes à l'écho incessant provenant des créatures qui chantent, bourdonnent, bruissent, caquètent, rient ou pleurent – s'orchestrent en un vaste concert universel.

La source de cet incessant mouvement rythmé est le Soi infini, silencieux, immobile, immensité paisible. Aucune vibration ne le trouble, il coule en une droite infinie à travers l'éternité.

Les anciens sages, s'étant unifiés en esprit à cet océan de conscience non manifestée, comprirent que l'univers est le jeu vibratoire d'ondes variées aux différentes longueurs d'ondes. Ils pénétrèrent par leur intuition les lois de l'harmonie universelle, qui régissent cet écoulement vibratoire. Ils en élaborèrent une science subtile du son qui agit sur les rythmes de la création sans aucun appareil mécanique.

La musique indienne, fondée par Shiva, le grand maître du yoga, il y a plus de sept mille ans, est une branche de cette science. Les *râgas* ou modes musicaux classiques sont si subtilement en accord avec les rythmes de la nature, qu'on ne doit jouer ou chanter tel ou tel *râga* qu'à une saison déterminée et à une certaine heure du jour. Cela produit alors chez le musicien et l'auditoire une émotion particulière. Il y a un *râga* qu'on ne joue qu'à l'aube au printemps, pour éveiller l'amour universel ; un autre qu'on ne chante qu'au cours des soirs d'été, pour faire naître la compassion, et celui-ci seulement à midi pendant la saison des pluies, pour développer le courage.

On dit que les maîtres de musique contrôlaient non seulement les émotions humaines, mais aussi toutes les manifestations naturelles : ils pouvaient provoquer à volonté la chaleur et la pluie, et les seules vibrations de leur voix pouvaient faire résonner des instruments de musique délicatement accordés pour les accompagner. Des documents historiques décrivent les pouvoirs remarquables que possédait Tânsen, le musicien de la cour d'Âkbar le Grand au XVI<sup>e</sup> siècle. L'empereur lui ayant ordonné de chanter un *râga* de nuit alors que le soleil était à son zénith, le chant vibratoire de Tânsen enveloppa instantanément le palais tout entier de ténèbres.

La plus subtile de toutes ces sciences du son était cependant la science des *mantras*. Les maîtres savaient que le rythme existentiel de chaque personne avait sa propre fréquence. Les différents biorythmes du corps et de l'esprit (les ondes psychiques, les battements de cœur, le rythme métabolique, etc.) produisent en se combinant – comme la combinaison de nombreux instruments jouant en harmonie créent une symphonie – la mélodie particulière à chaque individu. Si on élève cette mélodie à des fréquences plus subtiles et plus lentes, [sa longueur d'onde] finit par devenir infinie, et l'on se fond dans l'Illimitée Conscience universelle.

Au cours d'une longue expérimentation intérieure, les yogis élaborèrent un ensemble de sons puissants, les *mantras* qui, psalmodiés intérieurement, entrent en résonance avec le rythme de la personne et le transforment progressivement en la droite infinie de la Divine Paix.

Ces sons qu'ils perçurent à l'intérieur de leur propre corps furent systématisés en alphabet de la plus ancienne langue du monde : le sanscrit.

### LE SANSCRIT : LE CHANT ÉTERNEL DU CORPS HUMAIN

Fermez les yeux un instant et écoutez simplement. Qu'avez-vous entendu ? Même dans un environnement calme, de nombreux sons bombardent nos oreilles : le ronronnement des machines, des voix dans le lointain, des chants d'oiseaux, des sonneries de téléphone, des bruits de construction, de circulation, etc. il semble impossible d'échapper aux bruits extérieurs dans ce monde moderne.

Toutefois, si l'on arrive à se retirer en esprit de ces sons extérieurs, on entend des vibrations intérieures, beaucoup plus subtiles. Dans le calme absolu de salles insonorisées de laboratoires scientifiques, isolées de tout bruit extérieur quelques personnes ont pu entendre certains de ces sons internes : une résonance aiguë et un battement grave, les vibrations de leur propre système nerveux et la pulsation de leur sang.

Il y a des milliers d'années, des yogis méditant dans le silence absolu de grottes ou de montagnes purent se détacher mentalement des sons extérieurs mais aussi des bruits de leur corps. Ils purent alors se concentrer sur des centres d'énergie subtile situés en eux, le long de la colonne vertébrale et dans le cerveau. Ces sept centres psychiques d'énergie, les *cakras* [tchakra] dirigent le fonctionnement de l'esprit et du corps. On n'est généralement pas conscients de ces *cakras*, mais quand on a affiné son corps et son esprit par la méditation, on arrive à percevoir et à avoir la maîtrise de ces centres d'énergie subtile.

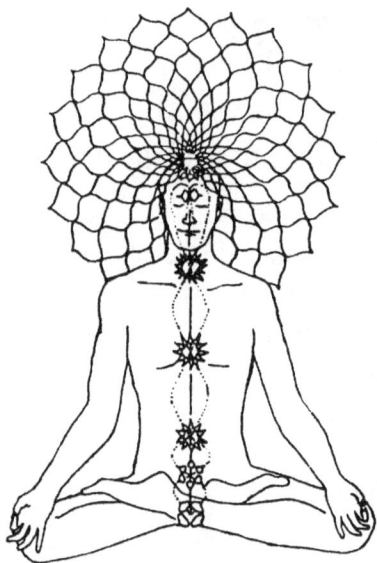

Des saints et des mystiques éclairés de toutes les cultures et voies spirituelles – des bouddhistes, des anciens chinois, des hindous, des adeptes tantriques, des mystiques chrétiens[1] et juifs, des soufis et des Indiens d'Amérique – ont décrit les *cakras*. La science a maintenant également décelé ces *cakras* : des instruments sensibles ont mesuré des émanations d'énergie (à des fréquences dépassant celles que l'on sait provenir d'une structure anatomique biochimique) à la surface du corps aux emplacements exacts des chakras[n].

Ces anciens yogis qui dirigeaient leur oreille interne vers ces chakras/centres d'énergie subtile parvinrent à entendre les vibrations subtiles en émanant : quarante-neuf vibrations différentes en tout. Ils les exprimèrent ensuite à voix haute et chacun de ces subtils sons intérieurs devint une lettre de l'alphabet sanscrit.

C'est ainsi que la langue sanscrite, qu'on qualifie parfois de « mère des langues » s'élabora à partir des sons extériorisés de nos énergies subtiles internes. C'est le chant éternel du corps humain.

### LE *MANTRA* TRANSFORME LE RYTHME PERSONNEL

Les yogis ont ensuite combiné ces sons puissants en *mantras* qui sont en harmonie avec les rythmes universels du cosmos. Ces *mantras* n'ont, depuis des milliers d'années, jamais été écrits de peur que des individus indignes en quête de pouvoir n'en fassent mauvais usage. Ils se transmettent directement de gourou à disciple. Au-

---

[1] « Les mystères des sept étoiles » et les « sept églises » de l'*Apocalypse* (1.20) sont des références symboliques aux sept *cakras*.

jourd'hui encore, on doit les apprendre personnellement d'un professeur diplômé de l'Ananda Marga, car des personnes distinctes au rythme personnel différent se verront attribuer des *mantras* différents pour la concentration. Des gens de toutes nationalités utilisent ainsi pour méditer des *mantras* sanscrits, quelle que soit leur langue, car le sanscrit est la langue universelle de la connaissance de soi.

Pendant la méditation, la répétition rythmique de la subtile musique intérieure du *mantra* (le rythme « incantatoire ») fait vibrer les *cakras* et calme l'agitation mentale :

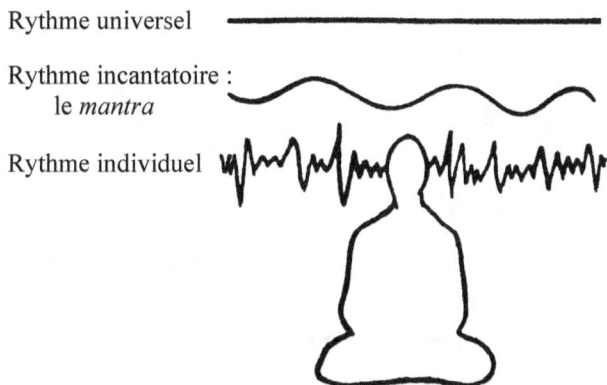

Rythme universel

Rythme incantatoire :
le *mantra*

Rythme individuel

Peu à peu, dans sa recherche d'un accord vibratoire avec le *mantra*, le rythme personnel du méditant ralentit :

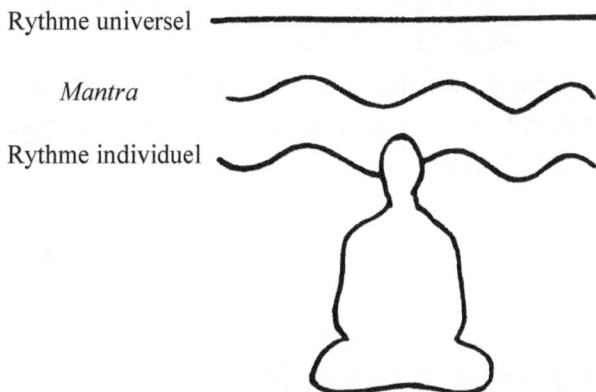

Rythme universel

*Mantra*

Rythme individuel

II se transforme finalement en une ligne droite, celle du rythme universel, et fusionne dans l'immensité éternellement calme et sereine de la Conscience infinie, le but de toute pratique yoguique.

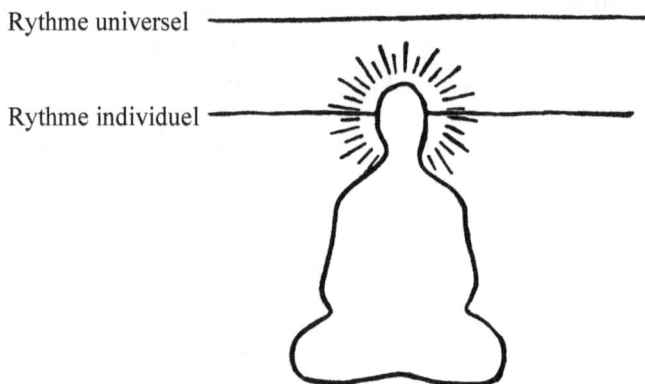

Rythme universel

Rythme individuel

### LES ONDES CÉRÉBRALES

Cette très ancienne méthode du yoga [(la méditation, notamment celle avec *mantra*)] a été nouvellement éclairée par les découvertes scientifiques récentes. Le cerveau, composé de milliards de cellules nerveuses qui créent de très faibles courants électriques, émet de subtiles ondes électromagnétiques, des ondes cérébrales, qui changent en fonction de l'état de conscience. On peut mesurer ces ondes cérébrales en fixant les électrodes très sensibles d'un appareil à électro-encéphalogrammes[1] (EEG) sur la tête du sujet. L'appareil perçoit le rythme de ces ondes et le consigne en une courbe. Les scientifiques ont ainsi découvert plusieurs types d'ondes cérébrales, émises dans différents états de conscience.

---

[1] Un électroencéphalogramme est un tracé, un graphe des variations de l'activité électrique du cerveau.

### LA CONSCIENCE AGITÉE « NORMALE » : LES ONDES *BÊTA*

On appelle les ondes cérébrales émises par une conscience de veille normale ondes *bêta*. C'est un rythme rapide (treize cycles par seconde ou plus) et irrégulier.

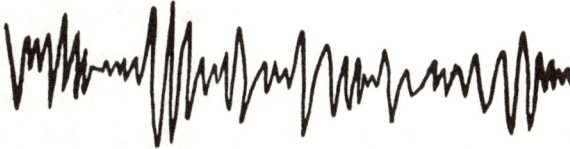

Voilà la manifestation graphique de l'état d'agitation de la pensée d'une personne ordinaire.

### LES ONDES *ALPHA* : UN ÉTAT CALME, SEREIN ET VIGILANT

Quand on est dans un état de vigilance calme, le cerveau émet des ondes totalement différentes : les ondes *alpha*, beaucoup moins rapides (environ huit cycles à la seconde), constantes et régulières, à l'amplitude, autrement dit l'énergie, plus élevée :

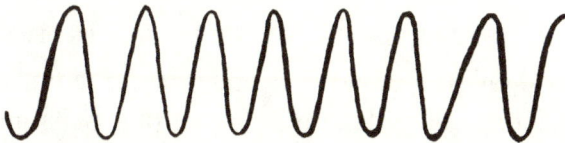

Bien que l'état psychique correspondant soit calme et équilibré, il n'est pas faible, passif, mais serein et d'une extrême vigilance. Lors d'expériences de transmission de pensée par télépathie et de moments d'inspiration créatrice, le cerveau émet des ondes *alpha*.

## RALENTIR LES ONDES CÉRÉBRALES PAR LA MÉDITATION

Des expériences sur des pratiquants de l'Ananda Marga° ont montré que lors de la méditation, ceux-ci voient leurs ondes cérébrales immédiatement ralentir, passant du rythme *bêta* agité au rythme *alpha* serein, et que si le pratiquant continue à se concentrer sur le *mantra*, le niveau d'énergie de ses ondes *alpha* augmente[1].

De nombreuses personnes ont, au cours de moments de concentration intense ou d'émotion extrême, vécu un étrange ralentissement du temps et des évènements. Les champions sportifs décrivent souvent cette impression d'étirement du temps vécue au cours des moments critiques de l'épreuve, comme s'ils regardaient un film au ralenti. Cette impression est souvent accompagnée d'un sentiment de détachement mental ; dans cet état de sérénité, ils agissent sans effort et leur jeu devient impeccable.

En analysant certains *mantras* sur ordinateur, on a montré que leurs fréquences acoustiques étaient semblables ou plus lentes que les fréquences cérébrales des ondes *alpha*[p]. C'est ainsi la superposition du rythme plus lent et plus subtil du *mantra* sur les ondes cérébrales agitées qui calme et ralentit progressivement l'activité mentale.

### LES ONDES *THÊTA* ET *DELTA* : LA MÉDITATION PROFONDE

Dans la méditation profonde, les ondes *alpha* se transforment peu à peu en ondes *thêta* au rythme plus lent et plus puissant (quatre cycles par seconde) :

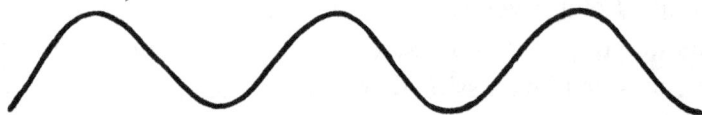

Dans cet état « *thêta* » surconscient, on est inondé de visions créatrices et de joie intérieure, comme si l'on était au seuil même de la Conscience infinie.

---

[1] On a constaté que les pratiquants expérimentés émettaient toujours des ondes *alpha*, même pendant leurs activités quotidiennes : la pratique régulière de la méditation les mettait dans un constant état de calme vigilance[o]. Pour demeurer dans un état d'élévation spirituelle, on recommande de répéter mentalement son *mantra* tout au long de la journée, comme une musique interne qui accompagne toutes les activités extérieures.

À mesure que la méditation s'approfondit, les ondes cérébrales se ralentissent encore et deviennent des ondes *delta* (une vibration par seconde) :

Le niveau d'énergie s'accroît et l'extase intérieure devient de plus en plus intense... jusqu'à ce que soudain l'activité mentale s'interrompe. Tout mouvement, dans l'univers et en soi, semble complètement s'arrêter. Toutes les illusions de mouvement et de temps, toutes les distinctions entre l'intérieur et l'extérieur, entre ce qui est perçu et celui qui perçoit, disparaissent en un instant. Le méditant traverse les confins de l'espace et du temps, et plonge dans l'infini.

C'est ainsi que dans la méditation, la surimpression continuelle de la vibration du *mantra* sur le rythme personnel ralentit peu à peu les ondes cérébrales, les rend plus subtiles jusqu'à qu'elles deviennent infinies, et que le méditant fusionne intérieurement avec l'Esprit infini.

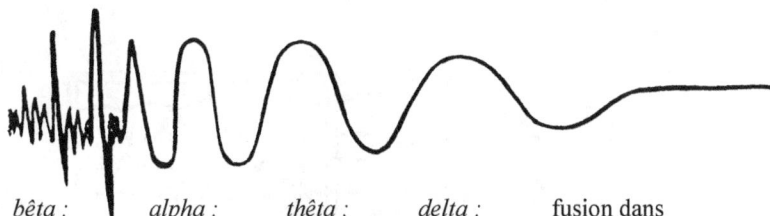

Ondes : *bêta :*     *alpha :*      *thêta :*      *delta :*      fusion dans
        Pensée       conscience    méditation    méditation    la Conscience
        agitée       calme         profonde      très          infinie
                                                 profonde

## LA PENSÉE RENDUE TEL UN LASER

Un laser est une lumière d'une espèce particulière. Contrairement à un rayon de lumière ordinaire, composé d'ondes de nombreuses fréquences différentes[1], la lumière laser est « cohérente » : elle ne comporte qu'une seule fréquence. Cela lui donne une puissance énorme. Une ampoule de lumière laser de seulement 10 watts aurait une bien plus grande intensité que la surface du soleil. Un étroit rayon laser d'une puissance aussi intense peut faire fondre des diamants ou réduire quelqu'un en cendres en une seconde comme les « pistolets à rayons » de la science-fiction. Les grandes puissances se préparent d'ailleurs déjà à la guerre au laser dans l'espace.

Pendant la méditation profonde, la pensée du yogi devient comme un rayon laser : par son intense concentration sur le *mantra*, le ou la yogi rend toutes ses énergies mentales et physiques « cohérentes » et développe une immense puissance psychique[2].

En temps normal, les différentes parties de notre cerveau dirigent différentes activités du corps et de l'esprit : le mouvement, la digestion, la parole, etc. Elles émettent simultanément des ondes cérébrales différentes :

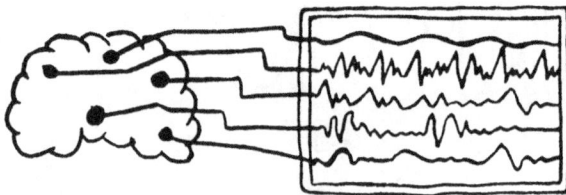

---

[1] Rouge, orange, jaune, vert, bleu, indigo, violet, infrarouge, etc.

[2] Toute onde cohérente développe une forte puissance. Ainsi, quand un bataillon de soldats traverse un pont, on leur donne l'ordre de rompre le pas cadencé : tous ces pieds marchant au même rythme créent une vibration cohérente ; si celle-ci se trouvait être proche d'une fréquence naturelle du pont, cela pourrait le faire s'écrouler par résonnance !

Par contre, lors d'une concentration totale sur le *mantra*, toutes les parties du cerveau vibrent à la même fréquence, au même rythme que le cœur et la respiration[1] :

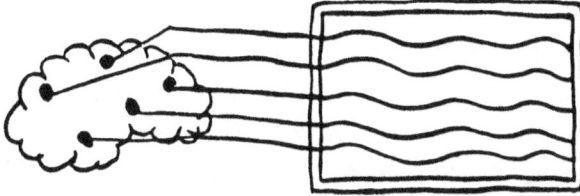

Quand on atteint à la perfection dans la méditation, tous les rythmes du corps et de l'esprit se synchronisent en un seul rythme puissant en phase avec le rythme universel. Les vibrations précédemment éparpillées de la pensée ordinaire se combinent en un même courant vibratoire cohérent telle l'harmonie des voix à l'unisson d'un chœur.

Ceux qui ont atteint à cette cohérence peuvent changer le monde. Capables de créer en eux-mêmes une immense force, ils réussissent par celle de leur volonté tout ce qu'ils choisissent de faire, inévitablement. Ils attirent irrésistiblement autrui par leur magnétisme. Comme les grands saints, ces torches ardentes illuminent beaucoup d'esprits obscurcis et éveillent de nombreuses âmes endormies.

Ces personnes accomplies deviennent – par la concentration de toutes leurs énergies physiques, psychiques et spirituelles en une seule et même onde cohérente qu'elles ont mise en accord avec l'Infini – libres de tous les liens de la matière, de l'espace et du temps. Ceux qui ont acquis la maîtrise parfaite des rythmes de leur propre vie parviennent également à la maîtrise des rythmes de

---

[1] Certains savants ont suggéré que la récitation intérieure du *mantra* créerait une vibration sympathique du système limbique (la partie du cerveau qui semble liée aux états extatiques surconscients). Le système limbique participe à la répétition mentale des sons, et non à l'audition de sons extérieurs. Par ce réseau limbique, relié à toutes les parties importantes du cerveau, la vibration du *mantra* s'étend à d'autres parties du cerveau. Elle se transmet également par le système nerveux à d'autres parties du corps, jusqu'à activer les glandes endocrines. Le *mantra* synchroniserait ainsi toutes les vibrations du corps et de l'esprit.[p]

l'univers car ils ont compris que l'essence de la création est esprit. Les pouvoirs soi-disant miraculeux des maîtres parfaits – qui ne sont pas du tout surnaturels, mais seulement rares – sont les manifestations naturelles de leur exacte compréhension des subtiles lois de l'esprit. Tels les grands prophètes, il leur arrive parfois d'accomplir des miracles car comme l'a dit le Christ : « Si vous ne voyez des miracles et des prodiges, vous ne croyez point ! »[q]

*Swami* Traïlanga, le célèbre yogi indien qui vivait à l'époque de l'occupation britannique, voulait enseigner que la vie humaine peut transcender les limites de la chair. On lui prêtait plus de trois cents ans, et sa renommée était telle que peu doutaient de l'authenticité de ses étonnants miracles. On l'a souvent vu boire les poisons les plus mortels, et des milliers de gens l'on vu flotter sur le Gange des jours entiers. Il restait parfois immergé sous l'eau pendant de longues périodes. On pouvait communément voir le *swami* méditant immobile sur une dalle de pierre brûlante des berges du Gange à Bénarès, ignorant totalement l'ardent soleil de l'été indien.

*Swami* Traïlanga était toujours complètement nu. C'était malheureusement contraire à la loi britannique. La police coloniale l'arrêta donc pour « outrage aux bonnes mœurs » et l'envoya en prison. La porte de sa cellule était solidement verrouillée, pourtant le soir même on le vit marcher gaiement sur le toit de la prison. Le lendemain, on posta un garde à la porte de sa cellule. Ce soir-là il se promenait à nouveau nonchalamment sur le toit ! Quand le garde le vit, il blêmit de peur mais Traïlanga lui dit en riant : « Mon fils, personne ne peut me garder enfermé, je me déplace selon ma propre volonté. »

La mise en œuvre de ces pouvoirs occultes est cependant extrêmement dangereuse. Beaucoup de saints qui en ont fait usage n'ont pu, bien qu'ils aient inspiré de nombreuses personnes sur la voie de la spiritualité, atteindre l'état supérieur de complète libération parce qu'ils ont trop utilisé leurs pouvoirs ou ont fini par ressentir de l'orgueil ou de la vanité en les exhibant. Celui qui libère d'aussi puissantes énergies spirituelles dans le monde extérieur avant d'avoir atteint la perfection spirituelle peut endommager à la fois son esprit et son corps. Il perd alors tous ses pouvoirs et n'atteint jamais son but, la Conscience infinie.

### L'ESPRIT SUPÉRIEUR À LA MATIÈRE ?

Mikhaïlova [(Kulagina)], une femme russe grassouillette d'un certain âge, assise devant une table couverte d'objets divers se concentre profondément. Progressivement, ses ondes cérébrales, son pouls et sa respiration se mettent à vibrer en rythme, celui des lentes ondes *thêta*. Soudain un morceau de pain bouge sur la table devant elle. Par saccades, il sautille, se rapproche d'elle et du bord de la table, et saute dans sa bouche ! Elle fait alors tourner des crayons et sépare par la pensée le blanc et le jaune d'un œuf. On mesure le champ électrique qui entoure les objets en mouvement, et on s'aperçoit qu'il vibre exactement à la même fréquence que ses ondes cérébrales et ses rythmes physiques ! Son rythme personnel est devenu complètement cohérent, et par la psychokinèse (« le déplacement de la matière par la pensée ») elle accomplit des « miracles ».

Mais après cela, elle se retrouva dans un état lamentable d'épuisement. Momentanément aveugle et fiévreuse, nauséeuse et prise de vertiges, elle perdit deux kilos et sa tension monta en flèche. Elle fit une crise d'hystérie puis retomba épuisée pendant plusieurs jours.

Après avoir exhibé ses pouvoirs psychiques pendant des années, on dit qu'elle les a perdus. Ceux qui lui ont rendu visite l'ont trouvée « faible et les traits tirés, le visage couvert de rides profondes, physiquement et mentalement malade : une vieille femme brisée et desséchée »[h].

## LES QUATRE STADES DE LA MÉDITATION

C'est pourquoi, pendant des siècles, les maîtres ont enseigné qu'il y avait quatre stades au progrès spirituel. Le premier est celui de la difficulté, quand il faut faire beaucoup d'efforts pour calmer et maîtriser l'agitation et l'éparpillement de la pensée. Nombreux à ce stade sont ceux qui ne peuvent maîtriser leur impatience et abandonnent leur pratique spirituelle.

Le second stade est celui de l'accomplissement, quand on réussit à se concentrer complètement et qu'on fait l'expérience d'un état de conscience plus élevé. Ceux qui goûtent à cette félicité suprême, ne serait-ce qu'un instant, se rendent compte que c'est l'expérience souveraine de la vie humaine, et consacrent toutes leurs énergies à rester définitivement unifiés à cet état.

Au troisième stade, la pensée devient, grâce à une concentration régulière et intense, « cohérente », et les pouvoirs psychiques apparaissent. C'est la phase la plus dangereuse, où même de grands yogis ont déchu du sentier. Celui qui laisse aller ses énergies psychiques vers le monde extérieur prématurément n'atteint pas à la perfection. C'est un peu comme s'efforcer de pomper de l'eau jusqu'au sommet d'un bâtiment à l'aide d'un tuyau percé de nombreux trous : l'eau n'atteint jamais le sommet.

Saint Râmakriśńa dit un jour à son disciple bien-aimé Vivekânanda : « Par une discipline spirituelle rigoureuse, j'ai acquis certains pouvoirs. Je te les donne, tu peux les utiliser en cas de nécessité. Que dis-tu de cela ? » Vivekânanda réfléchit un moment et demanda : « Maître, ces pouvoirs m'aideront-ils à atteindre à la connaissance intérieure ? « Non, répondit son maître. » « Alors je n'en veux pas, répliqua Vivekânanda. Je dois d'abord m'accomplir en Dieu et je déciderai ensuite si je veux de ces pouvoirs ou non. Si j'acceptais ces merveilleux pouvoirs maintenant, il se pourrait que j'en oublie mon idéal. De plus, si je les utilisais à la moindre fin égoïste, cela pourrait me conduire à ma perte. Je vous en prie, mon maître, vous, gardez-les ! »

Ceux qui ne se laissent pas distraire par des pouvoirs psychiques et canalisent toutes leurs énergies en une aspiration vers le divin ressemblent à un enfant qui ne cesse de pleurer après sa mère. Pour distraire l'enfant, la mère lui donne un jouet. Si l'enfant ne se satisfait pas du jouet, et le jette de côté en criant : « Je ne veux pas du jouet, je te veux toi ! », la mère doit venir et prendre l'enfant sur ses genoux. L'aspirant spirituel doit être comme cet enfant, il lui faut crier au Suprême : « Je ne veux pas tes pouvoirs occultes, je te veux toi ! » Il est alors certain d'atteindre son but.

C'est quand il sera parvenu au quatrième stade, et que cette indescriptible félicité inondera chaque fibre de son être, qu'il saura qu'à côté de l'extase de l'union divine, les pouvoirs psychiques ont très peu de valeur.

Deux frères commencèrent ensemble la pratique du yoga. Si l'un d'eux était un sincère chercheur de Vérité, l'autre était séduit par les pouvoirs occultes. Après de nombreuses années de séparation, ils se rencontrèrent au bord d'une rivière. L'un des frères utilisa ses pouvoirs occultes pour traverser la rivière en marchant sur l'eau, tandis que l'autre donnait une roupie au passeur pour le faire traverser. Une fois la rive opposée atteinte, le premier demanda fièrement à l'autre ce qu'il pensait de son exploit. Celui-ci lui répondit : « Je vois qu'après toutes ces années d'effort, ta réalisation spirituelle ne vaut pas plus d'une roupie. »

### LA TROISIÈME QUALITÉ D'UN *MANTRA* : TRANSMETTRE UNE IDÉE

Le *mantra* n'est pas seulement une vibration sonore et rythmée qui harmonise tous les rythmes de l'esprit et du corps au rythme universel, il a également une signification particulière qui tend à élargir psychiquement.

Les yogis enseignent depuis des siècles cette vérité simple : « On devient comme ce à quoi l'on pense. » C'est un fait psychologique maintenant reconnu que l'on s'identifie à l'objet de sa pensée. De nombreuses expériences ont montré que notre conscience tend à se fondre, à s'identifier à tout objet sur lequel nous maintenons l'attention suffisamment longtemps[f]. Visualisations et affirmations nous transforment ainsi progressivement conformément à ce qu'elles mettent en avant.

Ainsi, et parce qu'on est souvent limité par les idées négatives ou inférieures que l'on a de soi, les psychologues s'efforcent de changer notre représentation de nous-même, pour transformer par voie de conséquence notre personnalité. Lors d'une expérience, un homme – suant et forçant de toutes ses forces – ne put soulever qu'un poids de cent cinquante kilos. Puis on l'hypnotisa, et l'hypnotiseur lui répéta : « Vous êtes l'homme le plus fort du monde... vous avez une force immense ! » Il souleva alors, sous hypnose, deux cents kilos sans le moindre effort.

De nombreuses personnes dans le monde utilisent aujourd'hui le pouvoir de la pensée positive, les affirmations positives et les visualisations créatrices pour avoir plus de succès, plus de popularité, plus de richesses. Mais le but du yoga n'est pas aussi limité que le succès matériel ou la richesse. Ce n'est rien de moins que l'infinitude, l'élargissement illimité de l'esprit pour s'unifier à la Conscience suprême.

C'est pourquoi le procédé de la méditation utilise une affirmation répétée (le sens du *mantra*) : « Je suis Conscience infinie »... « Je suis un avec Elle ». C'est en fait la réalité, nous sommes infinis aux plus hauts niveaux de notre être, nous l'avons toujours été, mais nous ne nous en rendons pas compte parce que nous nous identifions à notre petit moi, aux niveaux inférieurs limités de notre esprit.

Par une pratique quotidienne, en ayant toujours à l'esprit : « Je suis cette Conscience infinie », nous diminuons peu à peu notre identification erronée à notre corps et à notre psychisme inférieur, jusqu'à nous assimiler au bienheureux Soi intérieur. Notre esprit s'élargit progressivement et imperceptiblement. Nous traversons des niveaux psychiques de plus en plus élevés, jusqu'au jour glorieux où nous

nous libérons totalement de toutes les servitudes du moi, où nous comprenons que nous ne sommes pas ce corps, nous ne sommes pas cette pensée, nous ne sommes pas cette personnalité imparfaite : nous sommes infinis. Nous sommes pur Esprit, Conscience illimitée. À cet instant, nous dépassons le *mantra* – tout rythme, toute vibration, toute idée – et, dans un silence sans respiration, nous nous dissolvons dans une union extatique avec l'origine de tout.

## L'UNION SPIRITUELLE OU *SAMÂDHI*[1]

On s'enfonce toujours plus profondément dans la méditation. Les ondes mentales et la respiration ralentissent de plus en plus. On a progressivement calmé toutes les agitations mentales et levé tous les voiles. La respiration s'arrête, la pensée s'arrête, et le corps physique semble devenu lumière. Un courant inépuisable de joie se déverse d'une source éternelle et nous sentons notre conscience se répandre dans l'espace infini. Un homme ayant goûté cette splendeur écrit : « Une joie extrême inondait les rives de mon âme. Je compris que l'Esprit de Dieu était une inépuisable béatitude, son corps, d'innombrables enchevêtrements de lumière. Le cosmos tout entier miroitait, doucement illuminé comme une cité la nuit dans le lointain, dans l'infinitude de mon être. L'éternité et moi devînmes un même rayonnement : d'une toute petite bulle de rire, j'étais devenu l'Océan d'Allégresse. »[r]

Un yogi décrit sa rencontre avec un autre de ces êtres réalisés : « Je rencontrai dans une plantation de manguiers un saint nommé Átmánanda (« Félicité de l'Être »), nom qui lui allait à la perfection. Toutes les deux ou trois minutes, il éclatait de rire sans raison apparente. Il pétillait de joie, riant sans cesse. Il ne pouvait contrôler son rire, même s'il le voulait, le rire jaillissait de lui. Ce n'était pas le

---

[1] Littéralement, « être un avec le but ». C'est le *nirváña* des bouddhistes, le *satori* du zen, l'union mystique du catholicisme.

bonheur d'obtenir quelque chose qu'on désire ardemment. Le rire des saints est différent. La fontaine de joie est là, à l'intérieur : avec la suppression du voile de l'ignorance, cette joie se révèle. Une joie qui n'a alors plus de fin. On doit être heureux, on n'y peut rien. Quel état merveilleux ! Tout le monde aspire à cet état »[s].

Nous en ferons tôt ou tard tous l'expérience car c'est le droit de naissance de chaque être humain. Nous pouvons tous faire s'écouler en nous une puissance, une énergie et une connaissance infinies, et devenir le réceptacle de cette inépuisable félicité. Les révélations des rêves, l'hypnose, les hallucinations, les visions créatrices et la prescience intuitive nous ont permis d'avoir une idée des ressources illimitées de nos espaces intérieurs. Il nous faut maintenant nous opposer à l'éparpillement de notre esprit vers l'extérieur, faire faire volte face à notre conscience pour la diriger en elle-même, et explorer le royaume de lumière qui est en nous.

*La Conscience illimitée est en vous comme le beurre dans le lait. Barattez votre esprit par la méditation, elle apparaîtra. Vous verrez sa Splendeur illuminer tout votre être intérieur. Elle est en vous comme une rivière souterraine. Retirez les sables de la conscience extérieure et vous trouverez les claires et fraîches eaux intérieures.*[t]

Shrii Shrii Ánandamúrti

# LA SCIENCE DE L'ÂME

Dans ce monde, la plupart des gens sont pris dans le dédale sans fin des plans inférieurs de l'existence. Ils flânent çà et là pour s'approprier des objets et en réjouir leurs sens. Trouvent-ils là pour autant la satisfaction ? Bien au contraire, ils trouvent la frustration. Tantôt la vie leur paraît vide et insipide, tantôt les voilà étreints par l'anxiété, la peur et les doutes, tantôt ils souffrent dans la douleur et la peine de déceptions et de pertes.

Tout comme on ne peut voir la lune se refléter clairement sur le miroir embué d'un lac agité, l'agitation des impuretés de nos plans psychiques inférieurs nous empêche de connaître la Paix et la Félicité de notre être le plus profond qu'est l'Esprit, illimité, âme universelle présente en nous tous. Le moyen de connaître ce soi intime est de travailler à s'élever peu à peu en esprit, d'un niveau de conscience à un autre en les purifiant tous, un à un. Pour cela il faut connaître par l'expérience chacune de ces couches et la purifier ; on ne peut en négliger aucune.

Chacun des degrés sur la Voie de la Félicité a été soigneusement perfectionné au cours de milliers d'années, et scientifiquement adapté pour pouvoir convenir à chaque personne[1]. Cela commence par une nourriture et un exercice physique appropriés. Le corps physique doit être en forme pour devenir la base solide d'un esprit inébranlable, et

---

[1] Ce sont les huit pratiques du yoga appelé parfois « l'octuple voie » *(aśṭánga yoga)* dont les sept premières purifient le niveau *(kośa)* physique ou psychique suivant :
1) Les postures *(ásanas)* : le corps physique *(annamaya kośa)*.
2) L'harmonie avec autrui *(yama)*, et
3) L'harmonie avec soi-même *(niyama)* : le plan sensori-désirant *(kámamaya kośa)*.
4) La respiration dirigée *(práṇáyáma)* : purifie le plan intellectuel *(manomaya)*.
5) S'abstraire du monde des sens *(pratyáhára)* : le plan supramental *(atimánasa)*.
6) La concentration *(dháraṇá)* : le plan subliminal *(vijñánamaya)*.
7) La méditation profonde *(dhyána)* : le plan doré *(hiraṇyamaya)* ; à quoi s'ajoute
8) l'union divine *(samádhi)*, qui donne accès à l'Âme *(átman)*.

purifié pour recevoir le courant divin. Ensuite, on s'abstrait et, ignorant les bruits et les perturbations du monde extérieur, l'on absorbe sa pensée dans la musique du *mantra* et l'idée de l'Infini. Quand notre respiration et l'agitation de nos pensées se calment, et que nous sommes pleinement concentré sur le Suprême dans une profonde méditation, d'un seul coup toute onde se transforme en droite, et l'on ressent la joie d'un oiseau soudain libéré de sa cage.

Cette science subtile du yoga s'applique de façon universelle à la vie de chaque être humain : homme ou femme, riche ou pauvre, jeune ou vieux, instruit ou analphabète. Ses pratiques renforcent tous les niveaux de l'esprit. On acquiert la santé et la pureté du corps, un équilibre des émotions, une mémoire vive, une pensée claire, de l'intuition et de la créativité, du discernement et du détachement... jusqu'à ce qu'enfin la douceur de l'adoration spirituelle imprègne tout son être. À mesure que l'on élimine les impuretés de chaque niveau psychique, le psychisme devient un miroir de plus en plus parfait capable de réfléchir l'éclat du Soi véritable. Comme le noir charbon qui enfoui sous les profondeurs de la terre se métamorphose progressivement en un diamant éclatant, une personne ordinaire, en plongeant profondément à l'intérieur d'elle-même, atteint peu à peu à l'illumination spirituelle, devenant un précieux atout pour le monde.

### CHERCHER L'OBJET VÉRITABLE

Beaucoup de gens sont aujourd'hui fascinés par les pouvoirs de l'esprit. Ils assistent aux conférences de savants professeurs et lisent de nombreux livres sur les possibilités illimitées de la conscience. Entendre parler de découvertes nouvelles et raconter des histoires intéressantes peut donner une satisfaction intellectuelle, mais pour atteindre l'extase la plus haute, tous les mots et discours sont inutiles. L'intelligence limitée ne peut pas pénétrer ce monde glorieux. Un poème prête au Bouddha ces mots : « Ne plongez pas le fil de la pensée dans l'insondable. Celui qui questionne est dans l'erreur, celui qui répond est dans l'erreur. » [u]

Félicité, Conscience suprême, extase et paix ne sont que des mots. Si vous voulez savoir ce qu'elles sont, vous devez en faire l'expérience. Les mystiques vous conseillent : « Cherchez la Vérité dans la méditation, pas dans les livres. Regardez dans le ciel pour trouver la lune, pas dans l'étang. »

Les sages nous ont ouvert la voie. Ils ont balisé ce sentier depuis des millénaires. C'est maintenant à nous de le suivre pour goûter nous-même cette extase infinie.

** * **

*Réveillez-vous ! Levez-vous, trouvez le meilleur et apprenez de lui ! ... ont dit les sages.*

*(Katha Upanishad)*

# L'enseignement de la méditation

Les enseignants spirituels d'Ánanda Márga sont toujours prêts à enseigner, sans frais, la pratique de la méditation aux personnes sincères désireuses de la pratiquer.

L'enseignement spirituel yoguique de l'Ánanda Márga est transmis par des enseignants qualifiés. Cet enseignement, gradué, individuel, se complète d'une participation éventuelle à des stages et ateliers ainsi que d'un encouragement à s'impliquer dans la société et dans des activités associatives et humanitaires[1].

Pour une rencontre ou un renseignement contactez : Ánanda Márga Pracáraka Saṁgha. Voir pages suivantes.

---

[1] Les membres d'Ananda Marga ont d'ailleurs créé notamment l'association internationale AMURT, affiliée à l'ONU en tant qu'organisation non gouvernementale, qui œuvre dans le monde entier par des missions de développement et de secours, l'association PCAP de protection des animaux et des plantes, et Renaissance universelle et RAWA, associations respectivement d'intellectuels et d'artistes pour un renouveau dans une perspective ouverte, positive à long terme et élevante de leurs recherches et réalisations.

PUBLICATIONS DES ÉDITIONS ANANDA MARGA

## Ouvrages de Shrii shrii Ánandamúrti

*Un Guide de conduite humaine – Yama niyama, les principes moraux et spirituels du yoga.*
*Nectar de l'Enseignement spirituel, 1, 2, 3, etc.*
*La Science sacrée des Védas 1, 2, 3,* etc. (*Sublime Spiritualité, La Spiritualité de la Katha Oupanishad, l'Enseignement philosophique de la Shwetâshwatara Oupanishad,* etc.)
*La Philosophie de l'Ánanda Márga, une récapitulation, vol 1.*
*Une Promenade spirituelle en ce monde* (florilège).
*Manuel pratique de l'Ananda Marga, tomes 1 à 3 (Caryácarya).*
*Libérer l'intelligence, un Nouvel Humanisme.*
*Namah Shiváya Shántáya (Mes hommages à la Paix de Shiva).*
*Ánanda Sútram* (précis philosophique).

## Ouvrages de Prabhat Ranjan Sarkar

*La Vision de la TUP, la Théorie de l'Utilisation progressiste* (recueil).
*Les Microvita* (recueil).
*Se Soigner par le yoga, l'hygiène de vie et les remèdes naturels.*
*Le Lotus d'or de la mer Bleue.*

## Ouvrages de l'auteure

*Une Éducation néohumaniste, pour un monde nouveau.*
*Les Secrets de l'esprit dans la tradition du yoga*

Vous trouverez une liste des livres disponibles en français et
où les obtenir sur :
**http://anandamarga.free.fr/livres** ou
**http://ananda-marga.monsite-orange.fr**

# Adresses

Pour une rencontre, un renseignement, la visite d'un enseignant dans votre ville, contactez l'association Ananda Marga.

sur Internet : http://anandamarga.free.fr,
                     http://www.anandamarga.fr
en anglais :    http://www.anandamarga.eu,
                     http://www.anandamarga.org

Ananda Marga est présente dans de très nombreux pays :

**En Europe :** écrire à Association Ananda Marga, chez M. Botrel, 1 rue André Chénier, 91000 Évry, France
Ou par mél à o.caujolle@laposte.net ou anandamarga@free.fr ou neohumanismo@yahoo.es

**En Amérique du Nord**, au Canada à : Ananda Marga Master Unit
323 Rang St-Louis, St-André-Avellin (Québec) J0V1W0 Canada. Tél (mobile) : 00 1 613 322 6663
Montréal : tél (mobile) : 00 1 514-806-4426
mél : dayashiilananda@gmail.com

**En Afrique** : Ananda Marga, 01BP 3665 Ouagadougou 01, Burkina Faso tél : 00 226 25375592 / 71307382
Mél : amurtbf@gmail.com

**En Haïti** : Ananda Marga/Amurtel, Rue Garnier, Impasse Dumond 10a, Bourdon, Port au Prince, Haïti. Tél. 00 509 38132828
Mél : jiivaprema@hotmail.com, anandaprama@yahoo.com
Mél : karmavratananda@gmail.com tél. 00 509 3704 8775
**Etc.**

# NOTES BIBLIOGRAPHIQUES

[a] Sir Arthur Clark, dans *Frontiers of Consciousness*, sous la direction de John White.

[b] Lyall Watson, *Supernature.*

[c] William Tiller, dans *Brain Revolution* de Marilyn Ferguson.

[d] Edgar Cayce, *On Reincarnation.*

[e] *Ibid.* tiré d'une étude du Dr. Ian Stevenson à l'Université de Virginie, USA.

[f] John White, *The Frontiers of Consciousness.*

[g] Le *Tao Te Ching.*

[h] Ostrander et Schroeder, *The ESP Papers.*

[i] Ken Kesey.

[j] Marilyn Ferguson, *The Brain Revolution.*

[k] Andrew Weil, *The Natural Mind.*

[L] Sir Arthur Eddington, *The Nature of the Physical World.*

[m] Edward Markham.

[n] Recherche du Dr. Valery Hunt à UCLA, Californie, USA, comme décrite dans *Human Behavior*, janvier 1979.

[o] Dr. James Corby, *Psychophysiological Correlates of the Practice of Tantrik Yoga (Ananda Marga Meditation)*, département de psychiatrie et science du comportement, École de médecine de l'Université de Stanford, Californie, 1977.

[p] Dr. Bernard Glueck, dans « *Psychophysiology of Mantra Meditation* ».

[q] Évangile de Jean 4.46-54.

[r] Yogananda, *Autobiographie d'un Yogi.*

[s] Swami Rámdás, *God-Experience.*

[t] Shrii Shrii Ánandamúrti, *Subhásita Saṁgraha IV* [*La Spiritualité de la Katha Oupanishad*, éditions Ananda Marga, France, 2016].

[u] Edwin Arnold, *The Light of Asia.*

# TABLE DES MATIÈRES